紅樹山莊醫案（下）

〔清〕葉昶／撰
王鵬 卜菲菲／提要

王鵬／主編

安徽博物院藏新安孤本珍本醫籍叢刊
——第八輯——

二〇二二年度國家古籍整理出版專項經費資助項目

ARTTIME 时代出版
时代出版传媒股份有限公司
安徽科学技术出版社

圖書在版編目(CIP)數據

安徽博物院藏新安孤本珍本醫籍叢刊. 第八輯 / 王鵬主編. --合肥：安徽科學技術出版社，2023.9
ISBN 978-7-5337-8675-5

Ⅰ.①安… Ⅱ.①王… Ⅲ.①中醫典籍-叢刊
Ⅳ.①R2-5

中國版本圖書館CIP數據核字(2022)第249384號

ANHUI BOWUYUAN CANG XIN'AN GUBEN ZHENBEN YIJI CONGKAN DIBAJI
安徽博物院藏新安孤本珍本醫籍叢刊・第八輯 王　鵬　主編

出 版 人：王筱文　　選題策劃：王　宜　　責任編輯：王　宜
責任校對：王麗君　　責任印製：梁東兵　　裝幀設計：王　艷
出版發行：時代出版傳媒股份有限公司　http://www.press-mart.com
安徽科學技術出版社　http://www.ahstp.net
(合肥市政務文化新區翡翠路1118號出版傳媒廣場，郵編:230071)
電話：(0551)63533330
印　　製：安徽新華印刷股份有限公司　電話:(0551)65859178
(如發現印裝質量問題，影響閱讀，請與印刷廠商聯繫調換)

開本：787×1092　1/16　　印張：65.25　　字數：1305千
版次：2023年9月第1版　　2023年9月第1次印刷

ISBN 978-7-5337-8675-5　　定價：1380.00元(全2册)

《安徽博物院藏新安孤本珍本醫籍叢刊》編纂委員會

主　任　雷修佛

副主任　徐大珍　鄭道春　卞　堅　季　永

主　編　王　鵬

副主編　黄　輝　張　雷　卜菲菲

編　委（按姓氏筆畫排序）

卜菲菲　王　瑞　王　鵬　李董男　何　玲

周　媛　姜岱品　郭錦晨　陳玉狀　張　雷

黄　輝　葉　紅　趙　黎　鄧　勇　劉華偉

魏　珺　魏夢菊　羅夢曦　譚　輝

前言

中醫藥學源遠流長，在其漫長的歷史發展進程中，湧現出大批著名醫家，他們在學術上各領風騷，形成了衆多的醫學流派。不同流派的爭鳴與滲透、交流與融合，促進了中醫藥學術的不斷進步和臨床療效的不斷提高。各家中醫學術流派薪火相承，後浪推前浪，鑄就了中醫藥學發展史上一道道靚麗的風景綫。

九州方隅，風物萬千，心得各有見長，傳習日久，漸成衆多地域醫學流派。地域醫學流派是對某一特定地域醫家學術特徵的整體概括，凸顯了中醫藥學辨證論治的原則性、多樣性和靈活性。『天下明醫出新安』。安徽自古物寶文華、人傑地靈，是歷史上名醫輩出的地方，『南新安、北華佗』的原生態傳統醫學文化獨具特色和優勢，尤其是源自古徽州的新安醫學，以其鮮明的地域特色、厚重的傳統底蘊、突出的學術成就、深遠的歷史影響，在我國地域醫學流派中獨樹一幟。作為徽文化五大要素之一的新安醫學，儒醫輩出、世醫不絕，文獻宏富、名著林立，創新發明、學說紛呈，特色鮮明，影響深遠，傳承至今，經久不衰，是公認的綜合性地域醫學流派的典型代表。

中華人民共和國成立以來，學術界一直十分重視新安醫學文獻的整理與研究，以安徽學者群體為核心，聯合國內其他地區學者，針對新安醫學古籍文獻開展了一系列卓有成效的研究工作，在文獻校注整理、醫家醫籍考證、名家學術思想研究等領域，取得了眾多代表性成果，一批重要的新安醫籍文獻得以整理出版，為傳承發展新安醫學學術、弘揚優秀傳統文化做出了重要貢獻。但時至今日，仍然有大量重要新安醫籍未曾進行過系統整理和出版，不能不說是一種遺憾。為有效彌補既往古籍整理研究的不足，不斷完善新安醫學醫籍體系，進一步促進對新安醫家學術思想的深入研究，安徽中醫藥大學組建了專門的整理研究團隊，有計畫、分批次地開展了新安醫學孤本珍本醫籍文獻的整理工作。

《安徽博物院藏新安孤本珍本醫籍叢刊》共選取二十三種安徽博物院所藏且未整理的具有重要學術和實踐應用價值的新安孤本珍本醫籍，包括中醫綜合類文獻三種、溫病類文獻二種、方書類文獻四種、外傷科類文獻四種、婦科類文獻一種、兒科類文獻四種、喉科類文獻二種、醫案類文獻三種，以保留原貌的影印形式出版，旨在搶救性整理這些瀕佚的新安孤本珍本醫籍；同時，為每部著作撰寫內容提要，從作者、成書經歷、版本、基本內容與構成、引用文獻、學術特色等方面，總結並展現各醫籍的新安醫學特色及對後世中醫藥學術傳承與發展的影響。

選入《安徽博物院藏新安孤本珍本醫籍叢刊》的古籍文獻基本資訊如下：

《溫疫論補注》，二卷，清代新安醫家楊啟甲撰，是一部注解明代醫家吴又可《溫疫論》的著作。本書原稿撰成於清道光二十年（一八四〇），於清道光二十一年（一八四一）由黄宗棨刻板印刷。現存刻本，系孤本，藏於安徽博物院。《中國中醫古籍總目》失收。

《溫疫論詳辯》，一卷，清代新安醫家瑩君溥抄録，經考證，内容取自清代醫家戴天章《廣瘟疫論》。現存一種抄本，抄成年代不詳，藏於安徽博物院。《中國中醫古籍總目》失收。

《汪氏家藏奇效書》，不分卷，清代新安醫家汪渭陽撰，是一部收載治療瘡癰腫毒方書的著作。原題汪渭陽撰，因第二冊文中有言『會吾兄渭陽，不可盡吐心腹』『凡遇吾兄渭陽，寧可裝呆請教，幸勿說我好書』，故推測此書作者除汪渭陽外，可能還有其弟汪渭川。現存一種民國抄本，抄成年代不詳，藏於安徽博物院。《中國中醫古籍總目》失收。

《汪氏擬方》，一卷，清代新安醫家汪文譽撰，是一部綜合類醫著。現存一種抄本，抄成年代不詳，藏於安徽博物院。經考證，該抄本實為《濟世良方》節抄本，主要節抄了原書外感和内科雜病部分内容。

《古方選注》，一卷，清代新安醫家方成垣撰，闡述了十三首汗劑與五首吐劑的遺方用藥機理，同時記録了古籍先賢對所載方劑的有關論述。現存一種清代抄本，抄成年代不詳，系孤本，藏於安徽博物院。《中國中醫古籍總目》失收。

《吴氏家傳痰火七十二方》，一卷，清代新安醫家吴起甫撰，是一部專研痰火證治的著作。現存一種民國抄本，抄於民國元年（一九一二），系孤本，藏於安徽博物院。《中國中醫古籍總目》失收。

《驗方秘録》，不分卷，清代新安醫家謝奕卿撰，是一部彙集實效驗方的著作。現存一種清代抄本，抄成年代不詳，藏於安徽博物院。《中國中醫古籍總目》失收。

《醫階》，不分卷，清末至民國方志學家、詩人、書法家、文物鑒賞家許承堯撰，是一部以摘録中醫醫論和臨證治療為主要內容、以學醫筆記為主要形式的著作。本書原稿撰成於清光緒二十七年（一九〇一），未曾出版刊行。現存稿本，系孤本，藏於安徽博物院。《中國中醫古籍總目》失收。

《臨症一得》，不分卷，清末至民國新安醫家葉仲賢撰，是一部記録其臨證心得的著作。現存一種抄本，系孤本，抄成時間不詳，藏於安徽博物院。《中國中醫古籍總目》失收。

《摘選外科雜症》《外科症治神方》，均不分卷，清代新安醫家程耀明輯，均為收録中醫外科治療方藥的著作。現各存一種抄本，抄成年代不詳，均藏於安徽博物院。《中國中醫古籍總目》失收。

《傷科》，不分卷，清代新安醫家程培撰，是一部輯録傷科疾病治療方法的著作。本書現存清光緒元年（一八七五）松茂室抄本，系孤本，藏於安徽博物院。《中國中醫古籍總目》失收。

《傷科秘方》，不分卷，清代新安醫家安文、定文輯，是一部關於記述外傷證治的著作。現存一種民國抄本，抄成時間不詳，藏於安徽博物院。《中國中醫古籍總目》失收。

《女科集要》，一卷，清代新安醫家程文囿撰，是一部主要記述婦科證治的著作。本書前半部分『望色』『聆音』『辨脈』内容可見於《醫述》第二卷『醫學溯源』，後半部分内容見於《醫述》第十三卷『女科原旨』。現存一種抄本，抄録時間不詳，後補配清嘉慶九年（一八〇四）刻本《產科心法》，藏於安徽博物院。《中國中醫古籍總目》失收。

《汪弢廬先生手集小兒方藥》，一卷，清代新安醫家汪宗沂撰，是一部專研小兒證治的醫著。本書現存清代稿本，系孤本，據考證當為汪氏手書稿本，具有較高的文獻學和版本學價值，藏於安徽博物院。《中國中醫古籍總目》失收。

《兒科藥方》，一卷，清末至民國新安醫家胡永康撰，是一部專門記述小兒證治的醫著。現存民國時期稿本，系孤本，藏於安徽博物院。《中國中醫古籍總目》失收。

《痘疹集成》，一卷，清代新安醫家程坤錫著，是一部論述痘疹病因病機及治療的醫著。現存抄本，系孤本，藏於安徽博物院。《中國中醫古籍總目》失收。

《麻證秘訣》，一卷，清末至民國新安醫家胡永康撰，是一部專門記述麻疹的醫著。現存清光緒十一年（一八八五）稿本，系孤本，藏於安徽博物院。《中國中醫古籍總目》失收。

《喉科秘笈》，一卷，清代張宗良、吴氏原著，清末至民國新安醫家汪雲祥修訂抄録，是一部喉科著作。現存一種抄本，抄成年代不詳，藏於安徽博物院。《中國中醫古籍總目》失收。此書乃《咽喉秘集》的一個抄本。《咽喉秘集》現存最早刻本為清同治元年（一八六二）潘仕成海山仙館初刻本，乃重刊《驗方新編》時附録《咽喉秘集》於內；清代張紹棠味古齋光緒九年（一八八三）刻本點校頗精，流傳甚廣。另存有清代及近代多種刊本。

《咽喉秘要全書》，一卷，清代新安醫家言立誠參訂，是一部關於咽喉科疾病辨證施治的經驗集。現存清宣統二年（一九一〇）抄本，藏於安徽博物院。本書內容經考證為清乾隆年間《咽喉經驗秘傳》（蘇州人程永培校刊）的抄本。

《杏軒醫案輯録》，不分卷，清代新安醫家程杏軒原撰，其弟子倪榜、許璞等輯録。現存一種民國抄本，抄録者、抄録年份不詳，藏於安徽博物院。《中國中醫古籍總目》失收。

《觀頤居醫案》，不分卷，清代新安醫家葉熙鐸撰，是一部記録臨床經驗的醫案著作。現存一種民國抄本，系孤本，抄録者、抄録年份不詳，藏於安徽博物院。《中國中醫古籍總目》失收。

《紅樹山莊醫案》，十二卷，清代新安醫家葉昶撰，成書於清鹹豐十一年（一八六一），是一部記録臨床經驗的醫案著作。現存清代趙詠抄本，藏於安徽博物院、中山大學圖書館。《中國中醫古籍總目》收載，但未録安徽博物院亦藏此書。

《安徽博物院藏新安孤本珍本醫籍叢刊》的整理出版工作，在安徽博物院和安徽科學技術出版社的大力支持下，成功獲批二〇二二年度國家古籍整理出版專項經費資助項目。安徽科學技術出版社長期從事中醫藥古籍的整理出版工作，並將新安醫學古籍整理研究作為重點圖書板塊加以打造，多年來出版了一系列學術水準高、業界影響大的新安醫學古籍整理和研究類圖書，積累了豐富的中醫藥古籍和新安醫學古籍整理經驗，為本次《安徽博物院藏新安孤本珍本醫籍叢刊》整理出版工作的順利實施提供了強有力的組織和技術保證，確保了本次整理專案的順利開展和按期完成。在此，謹對安徽博物院、安徽科學技術出版社及參加本項目整理出版工作的同道致以衷心的感謝。

新安醫學的當代價值正是體現在它實用的、不斷創新的、至今仍造福於民眾的知識體系中，而新安醫學古籍文獻則是這些知識體系的載體，是彌足珍貴的文化遺產。本次影印整理出版的《安徽博物院藏新安孤本珍本醫籍叢刊》，以具有重要實用價值的新安醫籍孤本珍本文獻為整理對象，均與臨床實踐密切相關，能夠更直接地用以指導臨床實踐工作，豐富現有的臨床辨證論治體系，促進中醫醫療水準的提高。我們衷心地期望，通過本套叢刊的出版，能夠更有效地保護並展示得到廣泛認同、可供交流、原汁原味的新安醫籍珍貴文獻，同時對弘揚徽文化、發掘新安醫學學術精華、傳承發展中醫藥事業有所裨益。

王　鵬

二〇二二年八月十八日

目　録

紅樹山莊醫案（下）

提要　王鵬　卜菲菲

安徽博物院藏新安孤本珍本醫籍叢刊

第八輯

内容提要

《紅樹山莊醫案》，十二卷，清代葉昶撰，是一部記録臨床經驗的醫案著作。

一、作者與成書經歷

葉昶，字馨穀，號涪蘭，休寧人。《新安醫學史略》洪芳度考證雲：『葉馨穀，名昶。清道光、鹹豐年間歙縣東鄉梓坑人。幼讀詩書，因體弱多病，乃遵父命隨程有功學醫十年，業成後，在休寧縣城行醫，擅治溫熱病和雜病，療效卓著，遂定居休寧。鹹豐時，安徽、江西地区的傷寒、霍亂流行，自出資在郡城（歙縣）及黟縣辦醫局，自製成藥，奔走於皖、贛一帶，送診施藥，救活甚眾。皖、贛、浙、閩各省慕名求治者，信之如神，求診者如市。當時有「見了葉馨穀，死了不要哭」之傳。晚年乃將三十年業醫之驗案示其子韻笙，進行整理，於清鹹豐十一年（一八六一）輯成《紅樹山莊醫案》十二卷，於平易中見神奇。』

二、版本

《紅樹山莊醫案》，現存清代趙詠抄本，藏於安徽博物院、中山大學圖書館。《中國中醫古籍總目》收載，但未録安徽博物院亦藏此書。全書共十冊，四眼綫裝，開本尺寸縱二十四點八厘米，横十三點四厘米；封面有『海陽趙詠清謹録』字樣，無版框，正文半葉八行，大字每行二十二至二十四字，小字雙行，字數不定。書中有紅墨批註，文中有各種符號的圈點。

三、基本内容與構成

《紅樹山莊醫案》共收録病症二百五十餘種。第一冊載偏中、癲狂驚厥、濕痰流注、胎前産後、經帶異常等病症二十種，第二冊載氣疼蓄瘀、氣凝膈噎、腹痛腹脹、脾虚便泄、肝熱肝風等病症三十五種，第三冊載汗出、不寐、心悸、眩暈、消渴等病症三十四種，第四冊載失音、失血、咳嗽、痰飲、哮喘等病症十五種，第五冊載風溫、溫熱、濕溫、風濕、風痰類病症三十四種，第六冊載春溫、冬溫、暑濕、伏邪、暑熱類病症十七種，第七冊載氣機不舒、氣血内傷、勞傷挾感類病症三十六種，第八册載霍亂、瀉痢、暈厥及婦産類病症十九種，第九册載氣血虚實、痰飲為患、六淫侵傷類病症二十七種，第十册載時邪發病類病症十九種。《紅樹山莊醫案》共收録醫案約八百則，涵蓋内科、外傷科、婦産科、兒科、五官科，涉及病種十分廣泛。所輯醫案辨證明晰，言簡意賅，記録翔實，説理透徹。部分醫案後隨附評論，加以闡釋發明，頗為精審，具有重要的學術價值和實踐應用價值。

四、引用文獻

《紅樹山莊醫案》中常引用《黄帝内經》經文，其中第一册至第五册及第十册，系彙集葉氏臨證經驗而成，第六册至第九册系抄録《回春録》《王氏醫案繹注》《重訂廣溫熱論》等書的部分醫案内容而成。

五、學術特色

《紅樹山莊醫案》闡釋和論述方面特色鮮明，簡明扼要。所載醫案病種全面，尤其是對危急重症治驗頗豐。治法靈活多樣，常常多法並用。同時强調炮製，注重服法。其主要學術特點可概括為以下四方面。

（一）簡明扼要，甄繁就簡

《紅樹山莊醫案》中葉氏臨證經驗部分論述力求言簡意賅，其甄繁就簡的指導思想貫穿始終，遣方用藥簡明切要。如將從肝論治不寐總結為『肝陽擾亂，微有不寐，脈弦而急，仿溫膽湯出入』；將老年耳目常見病證論治總結為『花甲高年，耳聾目花，肝腎精血不足，從溫益之』；將鼻淵論治總結為『肝肺伏熱，滋清降之』；等等。

（二）危急重症，治驗頗豐

《紅樹山莊醫案》所載醫案辨證嚴謹，治法精當，尤其對於危急重症，葉氏臨證詳審內外虛實，治多奇驗。如治一腫腮患者，『風溫上受，頭面浮腫，急赤流水』，仿普濟消毒飲加減，四帖病除；治一疸癇患者，『淫邪逗留，脾肺為患，疸癇反復，足部浮腫，潰而流水，咳痰嘔惡，胸肋作疼』，辨為脾氣不能運動，肺氣不能為四布，方選二陳湯加減，撫土勝濕，即刻收功。另《紅樹山莊醫案》中記録一則戒煙方，並詳細説明了藥物組成和服藥方法，從側面反映出當時的社會情況，亦是少見的防治鴉片成癮相關的用藥記載。

（三）治法靈活，重視用藥

葉氏臨證治法靈活多樣，常常數種並用，除內外合治之外，針刺、吹喉、漱口、擦牙、催吐等多種獨特療法也是適時應用。如『用沒石子煎水漱口』『附搽牙方』，以及多種方藥『研極細末，磁瓶裝貯，勿令洩氣，用時吹至患處』。葉氏臨證強調藥物的炮製，《紅樹山莊醫案》中對於許多藥物有明確的炮製要求，如使用米炒西黨、朱砂拌麥冬、鹽水炒荔枝核、砂仁陳皮合煮大熟地、蛤粉炒拌鹿角膠等，臨床可借鑒使用。

安徽中醫藥大學　王　鵬　卜菲菲

春温

温邪 挟痰

湿热

伏暑 太阴厥 挟痰嗽

暑邪入络

热 内伏 痰蒙包络 惊狂

冬温 挟痰

风湿

温邪化热

暑邪内伏

热伏厥阴 痰滞

稚子暑热 呕吐发热 一两剂 暑风行胃

风温

湿温 下虚之象

暑湿 化热

伏邪 晚发 化疟

暑热 普济方 神犀丹 惊狂 伏痰

春溫

余患發熱，面赤渴而微汗，視之曰春溫也。乘其初起，邪尚在肺，是以右寸之脈洪大，宜令其下行由腑而出，則可不傳矣。投知母、花粉、山梔子、桑葉、杷葉、黃芩、葦莖、蘆甘草，服後大便連得極熱之水，之後而脈靜身涼，知飢欲粥，遂漸化人。凡溫之初感，誤用汗藥，勢必釀成大誤。溫邪忌汗，寒邪忌下。

○陳患春溫，初起即神氣躁亂，驚懼不眠，兩脈皆數，曰溫邪直入營分也。與神犀丹，佐紫雪，兩劑而痊。

春溫

頭焦陰初起，即肢痠無力，神情鬱亂，皆用前法，引領即霍然。世人每執汗解之法，當初感之時，既知病在空體，旨當日宜。世又具服八珍，以致天柱軟道歸，諸天鼓之有然矣。

王惠春陰狀對譫語，甚狂，進服清解，大劑遂皆作狂語，肢冷又冰，目閉不開，遺溺不飲，脈皆盡，診其脈，往大而緩滑，黃膩之苔滿布，積氣直喉，投承氣湯，加銀花、石斛、黃芩、竹葉、元參、石菖蒲，下腿足冷，芒多而神

此正吳氏所謂溫邪無形之物，而皆冰伏乎神也

精清暖通陽飲，曾去硝黃，加海蛤、茅根、黃連、石膏，服二劑而戰解肢和，營道通暢，不勞餘力而愈。

瘧寒未甚，喘嗽而痛，春溫，脈細弦厚大，厥，投以溫補，瘧厥神昏，耳聾，譫語，面赤舌絳，痰喘不眠，診之脈弦弦滑，日，證雖危險，生機未絕，與犀角、羚羊、元參、沙參、知母去殼石膏，以清熱息風，救陰生液。佐溫黃、石英、鱉甲、金銀、旋覆、貝母、竹瀝以潛陽鎮逆，通絡豁痰。三劑而平，繼去犀羚、石膏，加生地黃，服旬日而愈。

春 治

冬溫

毛，戊寅患感，初從以溫散，繼即以涼陰藥，間以劑，延至來春視之，脈來澀數，上溢吼咸，口膩，雖覺嗜飲，而水難下膈，頻吐涎沫，使視溺赤濁，熱往來，少頃多煩，按之亦不堅滿，曰：此病原屬冬溫，誤以表散，則津液傷而熱乃熾，繼以涼填，熱邪愈錮，再施溫補，氣機更窒，病乃二月，其熱不是表邪，使視舌淨，苔清，非因積滯，且脈澀為津液之已傷，數是熱邪之留著，澀乃氣機為熱邪所壅，而不得下行，法當搜剔解

冬溫

邪使熱去津存，即是培元之道。俾其治節得行，濁氣下趨，乃爲宣達之機。以北沙參、紫菀、麥冬、知母、花粉、蘭草、石斛、丹皮、黄芩、桑葉、梔子、黄連、木通、銀花、橘皮、竹茹、蘆根、橄欖、枇杷葉、地栗、海蜇出入爲方。服之無甚進減，靡漸加青蒿、鱉甲，始得少解，而後熱全消，穀食有每，滋陰善後而愈。乃即患之源，敵恐知其體屬陰虧，病非外寒也，不犯一分溫升之品而治，不使賊勢臨于危。遂許之曰：所治良是也。但於方中加貝母、杏仁、紫菀之類，以可味多之遜敏，可見前賢

清熱生津法，法固善矣，亦以人參之黑圓，故庸談之後，須繼援而至，此亦頭子方矣。

對病雖平淡之品，亦有專功，故重病有輕取之法，於此可見。

戴氏，年五十六歲，仲冬患感，楊用歸、柴、丹參、前之劑，繼服某某乾薑、蒼朮、厚朴、前之劑，遂崩血陣，謂其熱入血室，乃予診矣。延診之，脈弦空數，從鼓，苔黑舌絳，是診而頭息微，善一天，詢于汛，汛斷十載，早不復矣，旋徐解。豈血暴脫於下，豈可與熱入血室同年而語耶。亟用清熱，前所投，因檢所服之方，而歎曰：小柴胡湯與之何涉。自以傷寒論亦不識，初感即投，況以丹參、炒人參，大力恃護。夫人參補氣，丹參行血，並傷天和，不論及之

則謂熱入血室，豈可不予從之症哉。

小柴胡人謂和解之劑，不知汗吐下之者之險，豈不穩當。病家見其於通謂補正法耶，其只此一筆而盡之矣，孰知和解之陽傳傷寒之劑，不能和表傳之氣之先，病者棄其行從腑耳。

冬溫

暑淫之氣，初感皆由肺胃受病。若其年周身發熱，神昏入心也。女
人以血為主。天癸既絕，其病者每不直有所偏也。治法神方熾
而陰涸下脫，可不畏哉。再以救之方，予西洋參、沙參、生地、犀角、石
斛、生芍、銀花、知母、麥冬、甘草、蘆根、連翹，兩劑之後，昏悶
得解。胃囊冀，脈數漸減，而更立花，乃去犀角，加葛根、參栽，
帖脈漸和，熱退復退，粥[漸入]隨以調補，幸以為功也。
張媒，暮之患感，未復復散之發服，病日劇，比視之，目瞪不
識，而赤之氣逆，盡在霉人，抱其胃不著枕矣，即之復扶，疾談，

提而氣不當降也，以旋、赭、貝、花粉、蘆根、竹茹、紫菀、[illegible]、蔞仁、蘇子、菖蒲、竹瀝為劑，葦莖湯意也。三帖大便行，不能服矣。自言胸中迷悶，須用小陷胸。今三子養親（三子養親：蘇子、萊菔子、芥子），加沙參、知母、旋、貝、竹茹、枇杷葉、豉劑，熱退知飢而愈。

王子惠感，葉某用溫散藥，而氣逆嗽作。王某作腎虛不能納氣治，進服大劑溫補，喘嗽益劇，兩足跗腫，擡肩自汗，大渴脇痛，已半月不寐矣。士診之，脈右部弦大而強，舌根黑苔、焦煤者兩條，面黎形瘦，幸而未解便泄，能日清受許

冬溫挾疾

多誤。前僅與旋覆、黃連、枳實、栝蔞、蘇子、杏仁、紫菀、生石膏、葉汁。二大劑，漸能就枕，而大渴不止，脘猶右腹痞脹，按之堅痛。乃去旋覆，加白芥子、半夏、薤白，並令日喫北梨，服旬日，胸腹皆舒，其熱未退，唯嗽未已。改用西洋參、川貝、蘆根、知母、冬瓜子、藕粉、柿霜、枇杷葉汁，服十許劑，嗽止，而飲饌調得，再請霍然矣。

寓意草謂傷風亦有戴陽證，此爲高年而不然，有似是而非者矣。母年登大耋，素多感冒、痰嗽、氣逆、額汗、顴紅胸痞不舒，神情躁擾，診脈左弦，疾而促，右滑數，而隱若息喘甚，係冬溫挾痰阻肺，陰液不升，肝陽鼓舞直升。羅謙甫有治孫陽數痰大之案，頗相似也。以小陷胸湯加薤白、旋覆、赭石、蔞殼(?)、海蛇、鳧茈、竹瀝，另大劑投之，痰活(?)便通，數日而瘥。

冬溫挾痰

風溫

溫邪宜下不宜表，傷寒宜表不宜下。
溫病以傷燥爲慮，熱病以得汗爲清。

沈宝偶着腰痛，范某以逍遙法，痛頗止而發熱咽痛，顧視之，知感溫邪，與清散法，瘥之而熱不退，七日後目閉，鼻塞，耳聾，肢搐，不言語，不飲食，延診之，見其外候如是。然神思惚，按寸關，察其苔色白滑，詢知大解未行。下曰：病是風溫。其不逆傳膻中，而順傳胃腑，證若可愈。但溫邪傳胃，世所常有，而此證尤足駭人者，因素有痰飲盤踞胃中，外邪入之，得以憑藉。苔色之不現黃燥者。

風溫

邪出未陷所
謂胃病則大
竅不和與逆
傳神昏之虛
角地黃湯大相
逕庭。鄭云
劉云胃實不
秘。按溫病為
熱證。又謂陷
斯病之真諦
逆蹄小陷胸
合之神湯加
枳樸以蒿
薦蒼之類入
於腸胃者
病乃漸愈。

亦此故耳。不可誤認為寒。夫溫為熱邪。脈多陽所以滑
以數。但今瘦陰之虧。若必拘黃氏弦寸遲霧隱之時溫真
溫太其燥。虛之熱。虛常為痛所欺。且夢人於溫之死。僅言
逆傳。不言順傳。後世逆執之傳。只在足經。溫熱在手經。不知
經絡貫通。豈容界限。喻氏所謂傷寒傳手經。但足經先
受之耳。蓋謂溫熱亦傳足經。但手經先受之耳。一隅三反。
既有其逆。豈無其順。蓋自肺之心包。病機漸進而爲陷。故
曰逆。自肺之胃府。病機欲出而下行。故曰順。今邪氣順傳

溫邪挾飲

王右先痰嗽，並有紅證，今有病發，痰黄熱渴，飲不饑，便溏瀉少，譫語，神昏，自述胸中冷氣上衝，舌見光而赤。痰喘難投附桂、黑錫丹（錫　硫黄）等藥，延診之，脈滑且數，是溫邪挾宿飲上逆，法當清解。○

5 北沙參　冬瓜子　知母　滑石　花粉　石菖蒲　貝母　杏仁　蘆根　蔥白　淡豉　竹瀝

兩劑後面赤退，乃去蔥豉，加麥冬、桑葉、枇杷葉，數帖熱去得減，譫語止，發痛息，喘定，神清，乃減菖蒲，加梨汁、地栗、海蜇，服數日漸安，痰漸少，渴……

黑錫丹
黑錫　硫黄

此人肺之元素不清，更又兼陰虛挾飲，故感受溫邪，殊見輕稿也。此時經誤施溫補，難奏效也。

溫邪挾飲

正陽行，雅進養陰之法，遂以霍然。

子社甚感，延至秋杪，發至二十餘日，諸醫束手，診之，右部數右

手微而細數，痰嗽氣促，自汗，寒熱，痰黃色，厚濁，每一日三

便，無意不足，是日議脈，莫能下手，吾見說勉圖，擬是先以石

葉石膏湯加減，五六劑，氣平嗽減，汗亦漸收，黃色轉黑，

舌光絳，改投之，尤吾生地、犀角、石膏、知母、花粉、竹葉、銀花

銀夜交藤，又五劑，寒熱漸減，舌絳漸退，唯煩渴不減，舍

手忽咳，北梨蔗漿不停，煉痰出亦多，又三四劑，舌色方淡度

出胃痛热郁，从经下行矣。及上方之后，共服大剂寒凉止二十帖，计用犀角三两有奇。昨能侧卧，嗳一昼夜三声乃息，渐进稀糜，继灌甘润之胃汁，六剂得渴止知饥，脉势和缓。知母黄以善后

吸食鸦片之人，津液本亏，感受温邪，转手人参重非燥枝，本宜清之剂，必不救矣。

姬，年来之旬，烟瘾甚大，适伊母之病，侍而致劳，瘁忧虑之际，吸受温邪，肠痛筋掣，气逆痰多，热壮神昏，出自汗有阴分阳越之候，脉多弦数，舌绛无津，口和黄而尖，舌根带之不望可知也。犀、羚元参、知母、牡蛎、风、蒲黄、桂、龟矣、不美、潜阳镇逆，以养真阴不解，藏茈蒿之气之津。夜粉虚

温郁

銀夜經所後，鷄疾清熱。一劑知，四劑安，隨以大劑養陰而愈。

畢生患疾嗽，礙眠，覺与補攝而去渴飲食，目閉不欲之使醒痛，乾嗽，嗽疾，疾氣逆自汗，切脉右手沉濇，左手细数而弦。乃高年陰虧，陰神在肺。未佳清化，平而補之，所鋼互閉其疾，而通且胃。与姜、麵、紫菀、兜鈴、杏、貝、冬瓜子、甘桔、旋覆，二劑而愈。

許母患瘧，延視之，脉弦滑而数，脘悶便秘，冬日汗出，口渴不饑。或慮高年不勝，以通神扶正，疾補不可接，与知母、姜、杏、麵、貝、旋覆、連、解，二劑，服承漸效。

汪祁

童年质薄，感温邪，遂致痒疹，诸医皆主温补，乃至昏谵痉厥，势极危殆。延诊之，诊至十六日，脉左细数无伦（阴竭矣），两手拘挛，宛如角弓之反张（肝无血养），痰升自汗，渴饮若狂，面赤唇穿，昼夜不能合眼。先与犀、羚、贝、斛、元参、连翘、知母、花粉、胆星、牛黄、鳖甲、珍珠、竹黄、竹叶、竹茹、竹沥等方，三剂，两手渐柔，汗亦渐收，又三剂，热退痰降，脉转和而自言自答，日夜不休，乃去羚、斛、珠、黄，加西洋参、生地、大块磁

温病误补，未有能生者，独具手眼，实法前人所未发。

用木通精当。凡心经蕴热，用犀角、黄连苦降，必兼木通，平淡乃提，能引心经之热从小肠而出耳。

汪祁

砂兩許（太多），服之脹悶不減，或疑為癲，似有搖惑之意，恨於前方中，加青黛、龍牡，服二劑，仍喋喋不已（熱在心而用肝胃痰，宜乎不效），再四尋思，往於前方，加木通、山梔子，即效。次日病者云，服後似有一團熱氣從心頭直趨於下，由腸而泄，神氣安謐，兩腿能動，大解亦黑，忽咽腫大痛，水飲不下，曰得大上焦也，仍以前方，吹錫類散而愈，惟臀瘡未斂，腿痛不已，於下焦氣血傷，遂用歸、芍、生地、苓、茯、山萸、麥冬、牛膝、石斛、木瓜、桑枝、萆薢等，服而愈。

風溼

石臣棣抱病，延診焉。脉沈而濇滞，模糊不分至數，肢凉畏冷，涎沫上涌，二便濇少，神氣不爽。曰此逢深感風溼之邪，失於解散，已經熱化，加以溫補，致氣機愈形窒塞，邪熱浸無出路，以致燥液成痰，逆行而上。但以舒展氣機，則痰行熱降，諸恙自瘳矣。以黄連、黄芩、枳實、橘皮、梔子、淡豉、桔梗、杏仁、貝母、鬱金、通草、紫菀、竹茹、蘆菔汁，三服而起。調理匝旬，遂愈。

風溼

一勞力人陰分素虧，腰感風溼，兩膝刺痛，痛處更甚，不能稍立。

以六味地黃湯（杭芍）加獨活、豆卷，一劑知，二劑已。

癸卯朱　鶴膝風

濕溫

偽於濕者下 先從之故疑 瘦瘠多

即寒戰揚作瘧，脉不應指，遂診之，脉象仍多（按濕溫所據於脉象）熱不甚壯，苔色厚膩，嘔惡煩躁，痰多經瘦，顯是濕溫，因謂其子曰：濕溫者，濕蘊久而復時令之感以化熱也，可須表汗，更切畏香辛補，與宜解一劑，再寒熱頗減，素家林之味，謂病由心力勞瘁而來，汗仍多，防脫，嘗子不敢，本原，羣醫附和，遂服參（濕溫忌投，宜辛不救）歸，熱地之言，病日以劇，嗣後吳診之，正濕溫也，何妄投補劑，已難挽救矣，二文而殞。

濕溫

吳。勞倦之候，發熱身黃，自汗無力也。察脈實數，是濕熱重證。投初起即黃，無汗得解，大便溏，小便黃赤，濕熱上自下行，手掌心熾，唇邊口燥，舌上白，項熱，證皆謹，抽痊遺脱。視之濕熱之邪，擾營矣。投之芳犀角、茵蔯、連翹、竹葉、竹葉、銀花、石膏，世衛清營之法，佐牛黃丸、紫雪丹而瘥。醫者已竭，至今數年，反全不收，未瘥而愈。

吳。年深夜甲焦感暑，知其為濕溫也。投之不應，而何難起。揭理事視之，悉為加劉。因訴脈左寸數疾，證皆實大數

食晚减，便溏，溲少，苦食腹胀，舌黄，独恶不肯承手，人咸诿之

因证原不重，专以脉象言之，察之是乎劳之违心，机虽大

内亢，坎水不制，势必自焚，况遇湿温之感，柔手骄而殆

黄以古稀之年，患湿温已旬余，脉形欲代，咸达取诸医

望而畏之，曰：脉虽欲代，而终搏有根，是得乎天者厚，头肩高

年，精力实富，参以病深声嘶，喘原非小故，不足使穷其隐

赋而历，似乎府气未宣，痰湿热阻其气化流行之道也，请宣展

布气于阖焉，何疑于议，用以旋覆、屈楝、枳壳、黄连、瓜蒌言

湿 湿

下春之家

姜汁劇片、通草一兩，煎湯煮汁，投之而臓鼓脹而大吐膿痰。

連吐更衣遍身，粥食難動，則嗽逆，漸覺下墜之象，上虛。

參、金櫻、牡蠣、蓮鬚、石斛、牛膝、當歸、夏草、石英、茯苓、當歸

主治，而其愈，遇事總加砂仁熟地而起。

濕熱

副時之寒切其脉滑數而左弱右從且肝部間有雀啄之氣口又患解索望其面容之黧黄頭汗自出呼吸粗促似不接續生此余謂是之宣便溺澀滯澤赤極臭心下堅硬拒按脉氣虛於細觀其舌邊紫苔黄殊不甚乾燥問其所苦曰口渴甜膩不能飲食每一食服即氣升作喘煩燥不能自持胸中懊憹莫可言狀曰此由濕熱誤補濕無出路元府之焦氣機為之阻塞而不流行蔓延日久津液為之凝滯而成痰證不言

濕熱

復脈
陳皮　半夏　芩
甘草　枳實　姜
小陷胸
黃連　瓜蔞　半夏
大黃丸
大黃　芒硝　大陷
木通　甘草　枳　梔豉
大承氣
大黃　芒硝
厚朴　枳實

人禽雜毒，苗青同曉。邪正得失之氣，歸於四肢，從自汗。不知病由虛實不悉，以攻愈補愈劇。今擬復脈法續之，下吾曰：脈沉弱怪。皆屬於痰也。今胸痞不斯。時食之痰，吐蓋由痰結阻氣，下不能運痰耳。宜於復脈中加薤白、姜汁通其胸中之陽，下食不陷胸。又從飲痰之聚結，參以梔豉，泄其火鬱之熱，以除懊憹。佐以蘭草滌其陳腐之氣，而醒脾胃。深然其速投之劑。又宜用職脈亦既和，而病者以為既得實證，速服大黃丸之次，承氣湯半帖，急止之曰：胃虛道補，固也。欲速無攻亦誤。蓋濕蒸為熱，灼陰成

痎病如一類，多而求。經以上下分消爲是，不比熱邪傳府之一隅

而愈也。越此下節，果漸腫，日後痎大速之戒。古人不我欺也。與瀉以

瀉心湯

黃連　生薑　人參

甘草　干薑　大棗

前法加黃芩，今得以湯再起，需要援之，痎象漸吐，痎亦自清。次

桂苓甘露飲

滑石　石膏　寒水石

白术　茯苓　澤瀉

豬苓　肉桂

日痎中節已甚多，曰經熱薰蒸不已，自之氣阻甚矣，肯以知葉

生地　犀角　鱉甲　白芍　杏仁　貝母　石斛　茅根　麥冬　滑石　辰子　蘇杆

歸脾

人參　白术　茯神　棗仁

龍眼　黃芪　當歸

遠志　木香　炙甘草

生姜　紅棗

童溺援之而止。寤寐疑爲大虛之候，日建開向坳不可穩，煨於指下

甘露飲

二地　二冬　石斛　茵陳

黃芩　枳殼　枇杷葉　甘草

今使見諸石湯，屏赤有鄉，乃爲溫熱之病，脾之家猶，初傷於

氣分，則津液受灼而爲痎，漸及於營分，則陰虛不復而妄泄。

濕熱

邪氣內盛○是以病實○而真實歟○甚者不受病之故也○若津

液既為邪熱灼爍以成痰○而痰即為有熱邪之山陰也○不特

峻攻其實○而緩行乎勞○初進滚痰丸等○以下泄之氣○次病者

共四十日來○未有一通暢也○連投數劑○始解膠痰○黑矢多遍○

而小便亦漸清長○黃色亦退○寢食漸安○惟下部之腫於前也○

日歸參脈證○病不在脾○且脾虛下陷之腫○與濕盛而腫之

腫○其膝之上下內外形勢必然相異○今膝之上下內外○凹凸迴迴

判○之為不比○連黃由濕熱所釀之痰○既誤補而痞塞中焦○

前云虛弱之妄設
此又投峻下之劑
何也○診前往後乎
熱邪之為病○而
挾生他證○此則
直攻其痰○務使
與病相當也

濕妄攻以致竄隨經，所謂不能一瀉而竭，勢必旁趨四射者也。以法取之。但須金水同治，冀咳止而血經不震動爲要耳。今甘露飲加藕汁、童溲服之。回劇而止。咳嗽亦宜權是專治其下部之腫，以固本丸加知、蘗、貝母、茯苓、旋覆、橘絡、絲瓜絡、羚羊角、枳實、蔥豉、豆卷、薏苡、竹瀝出入爲劑。二三帖，問其言，實陰腫之處即覺苦癢，搔之水出，夜汗，而作蔥氣，不可服，服覺乾瘦燥痛，莖囊亦隨之而消矣。因用以潤藥清腫，而且乾痛，咽燥。設從他議而投燥脾利水之法，更當何如亂。

固本　人參二地二冬

濕熱

蓋寒從外傷陽，熱從外傷陰。血液皆陰也。善治之法，還宜流養血液，精從經歷以搜絡中未淨之痰，使金得不爲他日之患。又屬法中之法，服之飲食中節，使滋有權，幸無清肅之虞，而竟愈焉。

茵陳大陷胸
茵陳大黃丸子

張左素熱鬱，畏知其形寒邪之，用清解，自頭鼓脹，延痛異常，身面漸黃，診之脈滑實，投陷胸丸與茵陳大黃湯兩劑，使行而愈。蓋齋志邵氏年近六旬，患寒熱久纏者久矣，諸醫雜治罔效，視之曰：此經邪久蘊，已從熱化，誤投提補，動其肝陽，痰飲因而上逆，與通降之法，寒熱即減。而醫某謂虛久陰虧，理宜滋養，遂進育陰別甲、生地等，漸至脈伏，胸痞，嘔惡自汗，渴飲不食，顴赤便泄。邑某老手曰：此係臟腑阻塞之氣機（是胃熱切者以食之），陰陽不司旋運，痰飲閉滯隨經，非脫象也。補劑不可進，以枳姜薤白合小陷胸，加菖蒲、竹茹、旋覆、貝母、杏仁、紫菀、杷葉投之（清熱滌飲，旋轉之氣機，以救臟腑之失），嘔止，脈出，大有轉機。而邵某謂病因屬痰，須從補以宣通，勿寒涼而凝遏，薑桂頻投。

濕邪化熱

既而唇腫咽痛，不能進飲，舌乾紅破，難出語言，隨請予救，以犀角地黃湯加元參、知母、銀花、竹黃、石斛、膽星、石菖蒲、竹瀝，甘寒生津以救燥烈之失。數二三劑，口出極臭膿痰甚多，粥飲漸進，此第一之生機也。柰狂瀾莫障，邪從横行，投以涼藥，不宜植服，久病必虛之虛，甘可悅耳，遂而升散復補，竟成燎原莫救矣。

高母患脫肛，肺之經，而有溲澀黃赤，雖屬高年，非虛證也，係其濕熱而症。

暑濕

清暑滲濕而無燥烈之弊，簡妙方也

歲之交，患間瘧，因暗腹畏寒，自服神麯薑湯，勢益甚，延視之，曰：暑濕內伏也。以黃連、枳樸、扈苓、杏貝、知解、旋橘、蘭草、竹茹、荷葉煎湯，應之，啜而瘥。

伏熱

仲秋久雨矣，趙鄉試以患感，日下坐於冰棚，浸足於膝，人皆以為寒濕之病也。脈之數，溲赤，苔黃，口渴，燥噫，謂之曰：病由暑濕，而體極陰虧，已經熱伏，不可以便泄而猜，根濕燥之治。先與輕清而解，繼用甘涼撤熱，漸能安穀，半月

暑濕

伏熱

陰熱極盛逼，而寢汗不眠，投以大劑滋填潛攝之藥，兼吞五味子、磁朱丸數十帖，月餘康復。此症誤作陽證，少誤亦不成救。呼，誤何易耶。

此證勝於熱之暑證也，以其證勝於不甚現熱證，最足眩人，對於暑證足徵卓識。

楊某患感冒，初則便溏，惡寒，發散得止，熱不退，晝夜靜臥，飲食不進，診脈遲緩浮而甚微，目眵，舌色光紅，而不渴，溲亦行，胸腹覺痞悶，語嫩音低，目即睡去，是暑濕內伏而有燥矢在胃，機關之不利也。先與清營通胃之劑，熱退去疾，而脈證依然，加以回陰法，天冬、首烏、草石斛，下黑燥矢去之甚多。

而腰膝咽痛，治以涼潤，可冀痊。

暑溼

伏暑

范秋間患感，諸醫用表劑，見氣促音微，咳嗽自汗，飲水下嗌即傾。此乃經曰伏暑在肺，必用清散以投劑也。蓋肺之氣受病，治節不行，一身之氣皆失其順降之機，即水精四布，亦賴清肅之權以主之。氣即逆而上奔，水亦從而上溢矣。但清其肺，則諸恙自安。以瀉白散合清燥救肺湯，數服而平。

物論不納後暑多熱，凡上而不下之証皆可數推。

瀉白散

桑皮 骨地 甘草 粳米 另炙知連

清燥救肺湯

桑葉 杏仁 麥冬 石膏 人參 阿膠 胡麻仁 枇葉 甘草

陳患頭痛，三日一發，發則惡寒，多汗不欲飲食，漸減。或擬大劑薑附，或謂須投金石，質之余。察脈左經重按則滑白

伏暑 太辰陰

左金（黄連、吴萸）
參苓丸（當歸、茯神、陳皮、竹茹、石斛子、黄連、柏子仁、大黄、木瓜、茯苓、蒼术、香附、麝）

暑熱伏厥陰也。迨補清之而戕，與左金，加楝子、茯苓、穀芽、
丹皮、橘白、鈎藤、參苓丸，三服而減，旬日即痊。
迨月餘，因寒疾嗽，自秋仲以來，疾發寒熱矣。係伏暑化瘧，從
胸而臍，每而一旬，青之後，病必復也。且至是季，發於左，接脉皆數，
言绛苔黄，渴飲便赤，動則喘逆，夜不成寐，瘧多畏冷，自
向不起矣。因其是已不已，音果環疾，復補助熱，是而病根連及
吸暑邪，互相膠結，秋半而發，勢頗劇，瘥矣。頗識訝悄小
兒小年，因與穀芽、豆豉、連翹、薄荷、知母、石斛、竹葉、貝母、鮮

海蛇、元參、鹿含草、鮮斛、梨汁、竹茹，服之二劑，熱退不畏冷矣。前方味加西洋參、麥冬、葳蕤、枇杷葉，漸能安康，氣息通減，再加生地，服後目而神健，腰膂登高不喘，可知首貴靜養，不貴補也。

次郎患瘧多，服董叟醫截之藥，因致壯熱，耳聾，譫語，厥，矣不寐，皆狂，見人欲毆，厥。醫伏暑治，亦不效。初七延診，按脈皆滑，參以厥證，犀角為之，前方加菖蒲、膽星、竹瀝、珠粉、牛黃，二劑，吞白金丸，服即減，自日夜然後乎。令堂發熱寒

大孫風疾，板兩合治

白金丸
白礬、鬱金

伏暑

挾痰嗽

咳頻吐黏沫，致瘀血膈，口苦耳聾，神識昏瞀，脈弦而數。乃伏暑中風（扶）之臨張，与羚角、元參、竹葉、夜[illegible]粉、知母、黃芩、解危、菊葉、姜[illegible]、菖以者而二療。

錢氏婦，孕四月，而患寒熱之瘧，與黃散之服，乃益其患，神昏，大渴便泄，臭痰，頻吐，腹脹痛，隱去，人皆不識。據余診乃伏暑失於清解。余雖患而脈弦滑數，瘧雖臭而氣息調和，是胎尚未壞。稍可治也，重用氣血兩清之方五劑，而寒熱瘧漸退，腹痛皆除，胎亦躍躍。

沈令堂患帶下，色白兼與遲速，病勢日劇，腰腹多脊，湯飲不下，認爲伏暑，用藥遲滯。非其證，決疑育年，且素患腰痛，豈可極用甚塞，再四剖陳，投服之劑，病去大減，不數帖即愈。此方在今日多不識其旨意也

伏暑

凡非脈憑地而不救，與症誤服溫補無恐也而愈，蓋謂有虛實誤治有因寒亦有重積未之以一論拘也

暑邪內伏

金姆經黄脘痛嘔吐，醫與溫補藥，初亦相安，漸至畏寒，手麻，四肢不仁，更醫亦是風痺，相投溫補，因而不饑不食，二便不行，脈伏而細，第下受粥，將延診之，曰暑伏肺胃耳。雖多投溫補，而不遽變者，以熱地黃陰柔膩滯，爲之扶制也。然肺氣爲熱爍而鬱矣。肺液奔迫以妄行，隨之即爲痰。陽明胸痞焉，從衛達毛而暢四肢。利樞關以和九竅者，白虎湯加西洋參、竹茹、橘皮、絲瓜絡、石斛、花粉、竹瀝、海蛇

暑邪內伏

建中

連進二十劑，悉解。足見爲久恙漸衰，嗣後和肝胃調八脉，以善後遂愈。

李某向來脘痛，頻與建中法獲痊。今秋病經貴他醫診之，聞其溫補相投，經絡釋而走竄，服後耳聞腿痠，不饑便滯。視之曰：暑邪内伏，誤投補，爲使其濕互結深而走。彼之不信，反疑爲風氣，付外科針灸，遂致一肋不能伸，而成錮疾。夫外經治病，原有熨之一法，然但可以療寒濕凝滯之症。以向原方，惟之活黃連加麝香，亂其耳。一至治風痺，熨之（以他症）以火，致必傷陰，機之自矣。

伏祈

金翁之恙感受暑邪，進以薑桂之方，漸至足冷而赤，譫語煩躁，

錄爲戴陽而棄之矣。因此伏祈曉菴，講以升提熱浮於

上，清解其要，與參連之劑，未幾霍然。

陳侶遠係世挽其親友視之，投以溫補健脾之藥，勢日深，

陽氣藏而虛熱乘之，咽喉盡腐，診曰：虛寒之病起，世僕何

必爲寒之。伏祈自爲出路，而溫補以固守之，自然內陰歇

陰不救，高手回頭焉。

伏祈

曉菴　仇庵

暑邪入經

潘惠庭祝白芸，賦脉寒伏邪，而化不易，正虛同科，所寒之一味之祝，薑棗湯一滴不可啜。焉知其積年滑利表解，夜精者祁竹一劑而病其失。

沈母陸惠宮一劇，速視之。病者樓居，暑熱之蒸，日此陰虛肝陽素盛之体，暑邪吸入色經，亟宜移榻清涼之地，隨以紫雪丹末，新汲水調下之，少安，手即帖進。

葉案有寒中經之說，與此正相對待，可見病症有寒即有熱，不可執一而論也。

徐氏婦，重身，而患四肢痠痛，不可伸屈，或以爲痛痹，曰暑熱入於隧絡耳。愈以桑枝、竹葉、扁豆葉、絲瓜絡、羚羊、豆卷、知母、黄芩、白薇、[illegible]，照方服之，果愈。

熱伏厥陰

令郎忽于昨夜食後大吐而厥，冷汗息微，急救之，厥甫回而腹痛異常，口極苦渴，便不行，脈來緩緩，明係痰滯而熱伏厥陰，肝氣失於疏泄也。投當歸、川楝、元胡、蓬莪、萸連、橘核等味，竹茹、蘆汁之屬，一劑痛減，再服便行而愈。

謝未休，陰虛忽患環跳穴痛，繼而下及左踝，繼而移於右踝，並且兩足持一筋上衝於腹，間或痛自乳起，下注于髀，日夜呼號，腹冷自汗，略難轉側，治宜先之實之，華氣揀投補

熱伏
痰滯厥陰

劑。診脉緩息微，渴畏熱，知飢，便溏之症，使肝經不得疏，陰
虛而疾之氣滯於厥陰也，以薏苡、川楝、竹茹、綠萼梅、佛手、橘核、
茴香湯炒當歸、吳萸湯炒黃連、以桂枝湯炒烏梅、丹皮、
湯炒楝實、海螵蛸、荔核。劑一服而減，數服而安，繼以鹿
腎，加秦艽而起。
其後攻患風溼寒熱，留以而損，損後侵補，後發脹不飢，帶淋復
兩便澀而痛，診脉弦動而數，因熱伏厥陰，誤治而肺亦虛實也。
至清氣閉之之劑，〔平厥陰之熱〕黃芩、芍藥、丸兩服，寒熱不作，而知飢，自日而愈。

暑熱

石　夏杪患感，多醫屢治，病勢日增，延診一月，始診爲脈左寸關滑數上溢，右手緩數，耳聾口苦，熱甚於夜，胸次迷悶，頻吐粘沫，嗽飲咽喉阻塞，便溏溺赤，向有議論曰：此暑熱始終在肺，謂不待經一劑白虎湯可愈者，何以久延至此也。而病者偶索方一看，見有列石膏，即自截留中，但覺一團冷氣，湯水皆須熱呷，此前安(?)手(?)，接余早(?)不肯服，曰：吾於是證正欲借用。夫邪在肺經，清肅之令不行，津液凝滯，結成

暑熱

論亦根底，啗氏而更加賞遠

涎沫壅踞胸中，升降之機亦窒，大氣僅能旁趨而轉旋，是一團涎沫之中，為氣機所不能流行之地，其覺冷也，不亦宜乎？且手初診即覺為不得經之候矣，故得入心包，則舌蹇神昏。今某年老之犀角地黃矣，然頤不得經，延之踰月，熱愈久而液愈涸，藥愈劑而病愈深。古云：鼻塞治心，耳聾治肺，肺移熱於大腸，則為腸澼，是皆白虎之專司。疏方以白虎加犀角、貝母、花粉、黃芩、紫菀、杏仁、冬瓜仁、枇杷葉、竹葉、竹茹、竹黃，一劑甫投，咽喉即利，三服之後，氣皆平，後以甘潤生津調理而愈。

野人宜參

相表裏

何必拘少陽而疑虛寒哉

紫雪丹：黃金、寒水石、石膏、滑石、磁石、升麻、元參、犀角、羚羊角、沉香、木香、丁香、朴硝、硝石、辰砂、麝香。照證隨症法，又訣真方而萬世師法。

暑熱

潘，瘧熱熱時，吸冷石膏一椀，遂致心下痞悶，四肢漸冷，而上過肘膝，脈伏自汗。方某謂陽虛陰暑，服陷者即逆。診之，曰：陰受暑熱，深而冷飲，冰伏胃中，大氣不能轉旋，是以肢冷脈伏，二便不行。速取六一散，再以凍冰湯攪之（藉辛香以通伏冰之氣，用意精妙），澄去滓，調下紫雪丹二三匙。翼日再診，脈見，胸舒，躁行，肢熱，口乾，舌絳，暑象畢呈，化而為瘧，與多劑白虎湯而愈。

金，發熱，誤與表散，竟無汗泄，兩投溫補，而大解泄瀉，小

暑熱

此證之怪者，因有金匱法之。金遠

水不行，口乾，脈數，勢頗危殆。診之，右手獨見洪數，曰：暑熱錮於肺經耳。與白虎、葦莖、天水加荸薺、麥、貝母之方，服後致面瘡瘡偏發，密之不鍼，從頭而出水晶光。人皆危之，曰：此肺熱外泄也。手膚間熱退，得此瘡識，又服甘涼濡潤之十餘劑，瘡疹始愈，亦從見之證也。

經之病革，延視之，曰：陰虛之質，暑熱膠錮，始誤投補藥矣。云然，投熟地等藥十餘劑耳。曰：暑熱證而看明，豈可補滋。用生地何初病即投熟地，豈僅知筆識之虛，未緒外來之病耶。

昔賢治暑，但申表散溫補之戒，詎料今人於律外更取清膩之弊，更誤也。此暑每挾濕，不啻如油入麵，乃濕投膩以何法以挽回哉。越日不解，又向吳來之庸醫悵然補，頻投鮮者，不察其為濕暑熱，僉謂陰虛，競投膩滯壅塞之劑，所云是舂疑虛甚，勝亦一綫，即云不救。按虛人受感，每陷此轍，謝錄以為戒。

小柴胡：柴胡、青蒿、人參、黃芩、二母、甘草

孫，進咸，証兄耳聾。聾者，屬於少陽，小柴胡之例。耳聾並甚（氣機不利），曰伏暑也，與傷寒治法何涉。設投清肺之藥，耳聾減，病安。

暑熱

閔某寒熱，咳者，緣於今年之司天在泉，辛按脈燥，以致壯熱不休。院某用小柴胡和解之法，遂自汗神昏，譫妄言語，肢掣不語，唇蒲齒燥，甚張某謂斑疹不達，投犀角、刺蒺藜、芳香，越受治為極陽便熱。孫以附子理中大歸原，許叔為伏暑，而病家疑之，便復可服，深齊復逆。診之曰：陰虧之體，熱邪失清，最易劫液，幸得流泄，邪氣尚有出路，正宜乘此一線生機，急為導之，切勿遲疑。遂投羚羊之犀角地黃湯加知母、花粉、霜桑、元參、玄參、貝母，解之數大劑，服之有甫得轉機，續與甘涼之液不七劑，忽大汗如雨者一夜，人皆疑其香脫，此陰之氣傷而邪之氣解也。切勿待其汗而後斷其苓桂以滋補而愈。經有陳而生死，即之病輕重於此，因畏犀角不敢服，竟致不救，惜哉。

周體素弱，偶患間瘧，先用青蒿、鱉甲、草果等藥，病日甚，加以苓桂，狂躁益之。狂延視之，面赤舌絳，溲清便溏，時汗多，脈形細數，是暑證也。與元參、銀花、知母、貝母、竹葉、荷梗、蓮心、西瓜皮，二劑，三日愈。

仲夏淫雨兩月，濕熱蒸溽，季夏酷暑尤甚，人多熱病濕熱、暑熱。普濟丹方

平胃散　蒼朮　厚朴　陳皮　甘草　姜　棗

病溼越緊者，但知溫燥而不知化熱，投以平胃散數帖，壯熱甚
狂，証極危殆。視之脈滑實而數，大渴便赤，譫水，三方除與石膏
大黃數下之而愈。

普濟解疫丹　葉天士先生定之

飛滑石十五　綿茵陳十一　淡黃芩十　石菖蒲六　川貝母四
木通四　藿香　射干　連翹　薄荷　白豆蔻各四
右藥曬燥，生研細末（見火則藥性熱），每服三錢，日二次，或以麯丸，但服五錢。
此治濕溫時疫之主方也。但看病人舌苔淡白，或厚膩，或乾黃，

者是暑溼熱之疫之邪，尚在氣分，以此治之，立効，遠勝急疫除味

神犀丹

犀角尖磨汁 石菖蒲 黄芩各六兩 直生地冷水洗淨浸透搗絞汁 銀花一斤，鮮者搗汁

糞清 連翹各十兩 板藍根九兩，無則以青黛代之 香豉八兩 元參七兩 花粉 紫草各四兩

各藥生晒，忌火，研細和丸，切勿加蜜，如難丸，以香豉煮爛。每重三錢，凉水化服，小兒減半。如無糞清，可加人中黄四兩

治温熱暑疫諸病，邪不即解，耗液傷營，逆傳内陷，痉厥昏狂，

譫語發斑等症。但看病人舌色乾光，或紫絳，或圓硬，或黑苔，

皆以此丹救之。若初病即覺神情昏躁而舌赤口乾，是温暑直入營分，酷暑之時，陰虚之体，及新産婦人，患此最多，急須用此，多可挽回

暑熱 神犀丹

熱爲陽邪之有餘，暑爲陰證之不足。暑證今多不識，此又虛勞人難其論，及而并此明晰之。

陳陸惠當護，寅夜之診，脈芤滑數，若急臟虛，乃平素多痰，兼吸暑熱，乃清解爲之劑。但胃痞，脈亦較平。或謂其体弱，不宜涼藥，欲用人參，渠家惶惑，主望持以爲不可。蓋暑邪傷氣，數年虛而痰阻於肺，呼吸不調，乃其氣虛症從者相似乎當補虛，有病必先去病，況熱能傷氣，清暑熱即所以救元氣也，遂速投白虎加減而愈。

汪婦，自立秋患痢，痢止大解溏泄未愈，已而怯狂，恐其墮也，投補不撥，延至仲冬，兩目赤障滿遮，氣逆礙咽，脘痞

論梅遠侯說夫痛略之弊

柜梅，痰嗽不食，苦渴之溺，醫診之脈芤滑數，曰此宜補所謂之痰也。夫秋間滯下，原屬暑濕熱之病，既失清解，遂留而為瀉泄。受孕以來，業經四月，慮其墮而補益峻。將肺胃下行之令，嗆擾以逆升。是以胸次堵塞而痰喘嗽不能臥。又恐其上喘下泄而脫也。補之愈力，從而其盛，使閉不飢、濁之氣壅遏清竅。而目之所以蒙障而翳也。

沙參、蛤殼、杷葉、冬瓜子、海石、旋覆、蘇子、杏仁、黃連、枳實、海蛇、黃芩、卮子，重加貝母。服二劑，泄微下，揭目雖堵猶矣。

暑熱　悚狂　伏痰

胃氣
桂附、薑，加車前、牛膝
大建中
當歸、干姜、人參、飴

吳室年近五旬，天癸已絕，後患腹脹，黃某認其脾土之虧也，投以胃氣湯，而寒熱漸作，改投以建中法，旬日後，病劇而崩。愈補愈甚，乞援之。脈洪而數，渴飲溲黃，是吸受暑邪。治宜補而兼清也。以犀角、元參、茅根、柏葉、丹皮、銀花、知母、花粉、白薇、丹參，數帖而安。續加生地、元參之類，調養而愈。

莊令媳孀居其家，陡患氣衝頭厥，脘痛莫當，自服沉香、吳萸，日前病益劇，而嘔吐，背熱，時有微寒。按脈弦滑且數，苦渴消臟，微黃，而渴喜冷飲，使闕燥熱，眠食皆廢，是伏痰內盛。

肝逆上升，而患吸受暑热也。方：吴萸水炒黄连、枳实、竹茹、桔梗、石膏、旋复、赭石、知母、半夏、生姜。服之则吐止痛减，再剂热退，而解行不畅，间日往以（或）热，乃去石膏、知母，旋复调之而愈。

〇王夫人，患滞下，腹痛微呕，而纳呆苦，溲短，耳鸣。诊曰：脉见细弱之象。服华泽之药，讯不行而早断。盖此系以经津，是素质阴虚，情怀怫郁，之阳默烁之液，潜消，难吸暑邪。（先清暑邪。）药投香薷、丁白、扁豆，加生姜、银花、厚朴、楝实，数帖而减，后去生姜，加生地、荷叶、柿饼、藕汁，而复殆，投甘麦、大枣，加

暑热 伏疾

西洋參、生地、麥冬、竹茹、歸身、蒲桃乾、而以荷湯煎服調養

脾胃以痊

熱

張秋患惡寒頭痛，自餌溫散不效，診之脈極沉重，按之有力，兼滑隱弦，臥于房密幃之中，烘火重裘而覺不足以禦寒，且涎沫仍吐，毫不作渴，胸膈之脹悶，苦咳嗽無暫輟之時，唯大解黑燥，小溲不多，口氣極重耳。因謂曰此積熱深錮，氣機鬱而不達，非大苦寒以瀉之不可也。

之郎，向以患感日作寒熱，以致神氣昏迷，微現陰象。曰此平昔飲啖積熱深蘊，挾感而發，理須清解，必誤投溫補，以致

熱

熱勢較獨甚，是因飲燒酒及服羌防薑桂，漸以譫語日甚矣。先以白虎湯之劑，斑得而寒熱漸已，繼用大黃寒之，譫語。繼熱旬日，後以甘潤滋陰之法，終得安痊。

一派甘寒之藥，陰除于伏熱，盈生津真陰，得復也。惟滋陰之症，宜精加斟酌也。後用大劑，起不治之症，亦有人所未有也。

陳仲夏患感，諸醫投以溫散，延至旬日，神昏譫妄，肢搐耳聾，舌黑唇焦，囊縮溺滴，胸口隱隱微斑，而望而知其危矣。診之，脈細數而促，曰陰虧熱熾，液將涸矣。急用西洋參、元參、生地、二冬、知葉、楝實、石斛、白芍、甘草、銀花、木通、犀角、石菖蒲（六日來以漢不退症），大劑投之，次日得許解，後亦漸生機，因此即轉機也。然陰氣枯診：甘涼濡潤不厭其多，於前方再加龜板、鱉甲。至今夜熱大減，面頰潮紅，顴亦是。六日，神氣轉清，諸恙悉退，純用涼陰之藥，調理兩月而痊。且聞云：溫熱液涸，神昏者，投犀角地黃，其不治，亦有劑轉得神清俱復者。

痰嗽

仲冬大雪，連朝積厚丈許，嚴寒久凍，遂患痰嗽，夜熱自汗，不寐，左脇痛如鐵刺，肌削不饑，自問不起矣。及診其脈，浮弦。以其並病來雖惡，未經誤治也。與固本加龜板、鱉甲、茯苓、茯神。

固本

人參二錢，另煎

葉青鹽不解。夜熱自為標實，海石、蘇子、貝母、蛤殼、牛膝出入

熱

為大劑投之，即致連服四五帖而痊，亦謂斯證患於斯時矣。經別年來有不投温補者，殆佛氏所謂有緣，存乎其間歟。

石患感証，某連投柴葛，熱象漸退而復熱，熱之[illegible]，勢更[illegible]甚，因延診焉。先以梔豉芩連湯清解之，升浮之熱候稍歸於府，脉來弦滑而寬，復用承氣湯下之，脉亦下退矣。次日大熱大汗大渴引飲，曰此府熱行而經熱猶熾，與竹葉石膏湯之劑而安，繼以育陰之法調理而康。

小承氣：大黃、厚朴、枳實。
竹葉石膏湯：竹葉、石膏、人參、麥冬、半夏、甘草、粳米。

叔季秋患感，誤作虛治，補及旬日，舌卷痙厥，臍以下不能脈動，危在須臾。延診，死裏求生之策。察脈尚從弱緩，先灌紫雪一錢，隨服犀角地黃湯之大劑。服下厥雖止，而舌腭焦黑，目赤火揚。何用前湯三日，間汁服犀角兩許，黑苔漸退，神識乃清，而呃忒頻作。人猶疑其危也，曰：營熱雖解，氣道未通耳。以犀角、元參、石斛、連翹、銀花、竹茹，劑每一夜服，另每竹葉湯方服之。次日即下黑糞甚多，而呃忒止矣。三劑連解膠黑矣。四劑，舌苔純潤，脈道未續，繼稍動其臀，已磨穿矣。乃甘潤育陰藥續解黑矣。又五次，便漸乃止。後以滋養，日漸向安。乃審患左臀向熱腫鞕而痛，蒸熱，溺赤，舌絳而潤，按脈細數，徑用雪羹、芩、生地、麥冬、梔子、知母、花粉、銀花、連翹、甘草、黃蘗、甘蔗，服可保無虞。

陰虛血熱

○吳在越，患感，旋發白痦，細數升，晝夜大渴，脈滑而洪，投以白虎湯二帖而安，遽食脂甘，復發壯熱，脘悶多倦，以松實危紋湯而瘥。數日後又覺沈疲寐，發熱自汗，舌絳溺濇，何求診之，左尺細數，而右關尺洪大，是女勞復也，細詰之果然，予大劑滋陰清熱旨，參雜蠲失而愈。

積熱內伏

莫旋十年前讀論語不撤薑食之文因日服之雖感冒不輟五六年前患大渴症雖以治渴之方治療而時時大作進之不愈季冬就診之身不衣綿頭面之汗甚多也且其脈甚速則煩渴益甚以其雖從燥也用生地阿膠不能以甘緩中和中也然蔗梨合有其梅于脈沉而滑數是經前之積熱深伏於內與白虎湯去草米加竹葉竹茹花粉海蛤等藥銀花綠豆湯服漸次膠痼而愈從聞之每疾甚則鼻衄又或疑蔗為大熱之性果甘蔗甘而味涼且甘味大寒生

熱

內伏

精邃之論由斯歎推而知前性之功用矣

津之功有餘，涼性甚微，蓋熱之功不足，津乏熱不甚熾者，最為相宜。凡溫證中救津之良藥，其名之曰天生復脈湯。若溫熱痰火內盛者，則吳氏所謂翻變胃痰，經而化熱矣。經火煉則出糖，全失清涼之本性矣。枸杞子亦然。

李初秋盛感，堅閉便溺而止之，耶去目赤諸毒，安津葉黃，婆羅蓋以喉粒米至膈下咽先之，犀角、石膏、竹葉、桑葉、枇杷葉、茅根、知母、花粉、梔子以清之，以止神清，熱亦漸緩，緩以承氣湯加減之，黑矣，黃苔括退，即能啜粥，以是知閑人遇緩肖乃故知有餘之也。續投甘涼調理而愈。

徐素手顫，不能握管，以通補息風方，吞指迷茯苓丸（半茯枳硝）而愈。仲秋

數中途瘧疾升發，精神委頓，汗多面赤氣促，視之脉浮弦洪滑，蓋吸受暑邪而連日進服參湯也。予以羚羊角、石菖蒲、連翹、淡豆豉、桑葉、薄荷、梔子、川斛、知母、茯苓、竹瀝、銀花、蘆薇等，一劑知，二劑神清，乃去羚、菖，加浙貝、滑石投之，下利赤白之膿垢者數日，頓知饑納谷，漸以調理而愈。

施途次暑熱兼感，頭疼而灑淅，予桂枝葛根湯二帖，病熱

瘧留邑絡

劇又見黃斑不醒搖手迷糊之脈細數而休瘦手背陰虛熱
神蒙風旋而投羚營清日後燥而乾潤斑色既紺危險
鄧君魏投大劑石膏知母白薇犀角青蒿丹皮竹葉竹瀝童
便之屬調以神犀丹三服大解下黑膠漆斑色漸退而營
猶遠隨大渴不已仍以前方調以紫雪數劑熱退神清而
出手偷粉又夢讝盛虛手冷厥日痰色絕也乃犀角黃
蒲元參鱉甲花粉竹葉黃連生地木通甘草等方調以
真珠牛黃粉日漸安後投存陰調理而愈

任，季夏患感，黄某閲其身熱，衛表，遂以薑葉柴葛荷豉。恢熱愈壯，而二便不行，更易連朴利之劑，初服便時通，既而益閉，證愈可危，始延視之，胃腹之熱，脈細伸而澀，舌色光紫而中白，糜痞不眠，渴不多飲，粒米不進，少頃振搖勢將喘逆，雖屬下證，而形體若斯，法須直接（外治法尤妥）。先取大田嬴一枚，鮮車前草一握，大蒜不辨其搗爛，加麝少許，罨臍下水分穴，方以元參、紫菀、麻子、知母、花粉、海蛇、鳧茈、蘆菔英、牛膝、天冬為劑，加鮮地黄汁服之。其夜小溲即行，氣平、略寐，

熱

寐，又兩劑，大解始下，邪熱尚滯，遇稀糜則吐，雪羹尤良。
鮮石斛、藕汁、地黃汁，加西洋參、麥冬、石斛、乾生地、竹茹、銀花。
食白粥十餘匙，已解黑矢，云潤下之症。

調胃承氣

大黃、芒硝、甘草

犀角地黃

生地、白芍、犀角、丹皮

有兒婦重身，患熱病，諸醫皆慮胎隕，率以補虛為方，旬日
後，勢已垂危，求診之，曰：胎已腐矣，宜急下之，或可冀萬一。前服保
胎劑，毫不效也，既方，遂以調胃承氣合犀角地黃湯，加西洋參、麥
冬、知母、石斛、牛膝，投之，胎腐而下矣，燥而神氣即清，熱亦漸退，
以與西洋參、生地、知母、麥冬、丹參、丹皮、山查、石斛、豆豉、茺蔚瓊玉膏，調之漸愈，日加，月餘而愈。

弟怒，初患目赤，服苦寒，漸至滿面紅腫，壯熱，神昏譫語，咽者亦多，切脈洪實滑數，舌絳，大腹脹微痛，以涼膈、大黃、犀角、元參、滑石、甘草、知母、花粉、銀花、黃芩、連翹、薄荷、菊花、丹皮，兩下之愈。

[illegible]年四十，咽喉[illegible]年時，素服庸醫以為老耄，用附桂等藥，至[illegible]以期[illegible]，[illegible]返蒸，証[illegible]。晚餐尚健，三更睡醒，[illegible]，寒慄[illegible]顫，我為之[illegible]療癥，越日云云。此老係陽旺之体，肥甘過度，痰火日熾，每年[illegible]，真陰日耗，而又服此等助火燥陰之藥，以致風陽大出，至[illegible]根[illegible]與究科急救，[illegible]証殊多異焉。

葉。室女，情狂患感，昏譫不眠，善啼，便閉，汗出不解，脈濡口乾，用豐陰未蘇，神熱尚熾，以元參、石膏、知母、象貝、銀花、枇葉、薇、尾、栜、斛，數帖而愈。

詹居

蒼基患，自服成劇，視之，應居劑大解已行，熱退未淨之氣熱。

情妊

逆不眠，呃咳自汗，脉形虚大，舌紫黑苔，此上焦熱痰，下部陰虧之象。方用洋參、旋覆、竹茹、杷葉、石斛、柿蒂、牡蠣、龜板、刀豆子、藤之劑。兩服即愈。閩初眠，呃汗皆除，去刀豆、旋覆、柿蒂，加熟地、杞子、桃仁、當歸，投之而愈。

匡姓，病壯熱腹脹，大便閉，苔黃大渴，脉向頭痛，脉來弦滑數實，此府證也。投桃核承氣，加海蛤、萹蓄之劑而痊。

桃核承氣：桃仁、大黃、芒硝、甘草、桂枝。

顧令孺，患感十餘日，耳聾不語（一日不語，譫妄病重，言輕耳），昏不識人，而皆來入藏，彼之先（熱極而神明越），初以為由祟，凡犀角、地黃、牛黃、清心、涼膈等，偏服無

葉氏云：溫邪上入，首先犯肺，其次則逆傳心包，此病也。

致已握搐，以事異延診，診之脈空滑數，舌不能伸，苔色黄燥，遺溺便秘，目不交睫者已四晝夜，胸脹極，按之不柔，（下証已具備矣）易白虎湯去朱草，加石菖蒲、天冬、羚角、鱉甲，去杏仁、竹葉、竹黄、竹瀝。投一劑則讝語漸止，舉手每疑似不對，屬目不讝者能其語，是轉機也。再投之，大渴而喜極熱之飲，又疑係竊丸宜始應之，再服一劑，更方也之投之，痰亦漸吐，四劑後去神便下，神識漸清，乃去菖蒲、石膏、羚角、鱉甲，加生地、石斛、麥冬、貝母、射干，熱已退而痰味甚鹹，又去麥貝，竹熱。

雖留下劑而適值遺溺之變矣，劑因之延以爲條。郁識

治痢後真陰必耗，宜急救之，方名合法

黃，加西洋參、牡蠣、龜板、荷葉，服之全愈。

吳令據患感證，累旬以升散、緩通、溫補，至三旬下旬，證變至重，昏瘧譫語，只晝夜不能睡，旬日不沾米飲。余診之，脈弦滑而微數，口不能開，窺其舌，縮，苔垢且黑，雖卷不能於紅潤，且二便不秘，尚有一線生機也。詢其溲白，痢已臨日以下，恐再有磨壞之虞乎。曉可以犀角、白术、菖蒲、玉貝母二兩，鬱金、硃砂各兩許，（硃砂不宜入煎劑）竹瀝數許，佐以竹葉、竹黃、竹茹、知母、花粉、元參，煎成，以後萃葉、銀花、鱉甲，調下紫雪丹，四服後起睡眠痊癒，息亦甫伸，若丸黑，於前方去鬱金、單、硃砂、菖蒲，加生地、白芍、鼓，服後若轉大便黑如膠膝，且有瘀色，蓋熱由補藥所釀，滯於腸胃，垢之也。不能下行，勢必薰蒸於上，時有內陷入臟之逆也。須熱得氣分而達之，疾咳不爽，右脈滑搏。主以竹葉石膏湯加減。劑後，而外患痛楚，微有呻吟，繼以穀，以瓏黃，繼以甘潤，未幾而愈。今以大便燥，治以增液湯，兼育陰充液之劑，服之未痛止，眠生，眠食如期，亦常矣。

熱

李母仲夏患感，醫診為濕，投以燥劑，大便亦溏，遂疑高年氣陷，改用補土劑投，氣逆神昏，汗多，舌縮而後事已診之，脈洪數無倫，者火更甚，與大劑犀角、石膏、黃芩、黃連、黃柏、知母、麥冬、梔子、石斛、竹葉、蓮心、元參、生地之屬，另以冷雪水調紫雪灌之，一晝夜方即出恭，而喉舌赤腐，咽亦甚痛，乃去三黃，加射干、銀花、豆根，併吹錫類散，三日後，脈證漸和，稀糜漸受，改投甘涼緩劑，旬日陽里是矣而愈。

辨子日暑熱

一小兒暑熱，肢搐，幼科以驚風治，遂神昏氣促，汗出甚微，視之曰：暑也。令取蕉葉鋪於泥地，與兒臥之，投以辰砂六一散，加石膏、知母、西洋參、竹葉、荷花露，一劑而瘥。

柴葛解肌

吾孫甫五齡，發熱數日，兒醫與柴葛解肌湯一劑，肢搐而厥，目張不語。曰：此是暑邪，誤以風藥，熱得風而焰熾，肺受爍，以風勝也。凡風藥引起肝風，再投化痰鎮驚之劑，稚子根本不牢，而狂風不息，樹拔巢傾，亦王氏所自也。

辨子暑熱

治暑熱煩肝風方摠手之

黄芩、加羚羊角、生石膏、元參、桑葉、甘菊花、金銀花、牡蠣、知母、麥冬、竹葉、薄荷，數服而痊。

胡子甫六歲，目患內障，從前身熱、咳嗽，內障遂多，黑作童。顏治服溫補數月，病日以甚。按脈右大，口渴，苔黄，曰伏熱在肺，治當清解。乃詳詰其因，始言病起瘧後，蓋係熱未淨而投補太早。與滑石、知母、石斛、桑葉、茅根、枇杷葉、蘆根、冬瓜子、杏仁，服二劑，徧身發出斑塊，又二劑，斑退，苔化，乃去滑石，加洋參，餘熱漸退淨，惟面有青，咳嗽遂蠲，內障亦除。

○趙令媛患暑熱，嘔吐，渴，口便秘，而年甫三歲，不能自言病苦。視其舌微絳而苔乾黃，因與海蛇、鳧茈、竹茹、知母、杏貝、石斛之屬，二劑果下未化宿食多塊，枯膩語投佐者，這燥須尋法，必投陰藥而已。

姚子庸，而挺一肋掣痛，服則更痛，向科作風治而不愈（不通），劇以俾角、生地、木通、豆卷、葳蕤、桑枝、丹皮、梔子、絲瓜絡，投之而愈。

吳孫兒宜患暑熱，閉汗，大渴，溲少，肢涼，全無，曰暑風行於脾胃也，以荷葉、生苡仁、生扁豆、銀花、石斛、滑石、甘草、竹葉、冬瓜皮。

子祥 嘔吐暑熱 一肋掣 暑風行胃

證也。紫癜服藥而痊。按此為兒科之不作發斑治，因而夭折者多矣。

周某年五歲，瘧後目陷，清涼之劑未輟，忽發壯熱。兒科治之，腹益脹，肢瘦，面赤，唇吐黃，溺清而渴，時或多厥，證變危證之脈者，經洪滑數。以下擬按：便秘汗多，按小腸而皆加石膏、知母、麥冬、竹葉、枇杷葉、貝母，雪羹。二帖而熱勢減，後去便行，繼而清養而愈。

作甘疳治　黃連、白芍、牡蠣、胡甲、雞金、五穀蟲、雷丸、天麴、木香、山查、楂實、橘皮、枳殼、旋覆花、丹皮、芒硝、枳殼，向後愈。

子病瘧積，痞脹，昔熱，能嗆，善食，黃瘦，便溏，溺赤，日久，投向科，領未討論，按此乃可，或有生機也。以

氣機不舒

寒熱嘔吐　脚腫

脘痛　痛吐

囊腫　臍膿

瘧疹

喉痺　咽痛

淋濁　瘀血

鼻衄　齒衄

噫氣　腦漏　目腫

痛背心脾　陽明府實

腹脹　腿痛腰掣

毒　溼溫

瘄疹

喉爛　舌糜

遺精　夢遺　痔血

溺血　溺祕

結胷　関格

腹痛　嘔吐

腫

疥　瘍疔

疹

喉糜

疝厥　溼熱時邪　左半至逆

便血　血淋

吐血

陰虧患感

內傷七情

水不涵木

褸疕

感

勞傷挾感

木少水涵

發熱腿痛 兩膝疼痛

氣血兩傷 氣逆血滯

燥陰 真陰欲匱 陰虛脚氣

木乘土 痰飲

當歸龍薈丸
當歸、龍膽、梔子、
黃連、黃芩、大黃、
青黛、蘆薈、木香、
當門子

氣機不舒

張媼，素氣機不舒，似喘而喘，似逆而逆，面赤眩暈，不饑不眠。補虛清火，行氣消痰，服之不應。診之曰：此急耳，旬日可安，但須懲忿是囑。與黃連、黃芩、梔子、楝實、鱉甲、羚羊角、旋覆、赭石、海蛇、地粟，為大劑，送當歸龍薈丸，未及十日，汛至甚多。此是二病之所失，須與養血和肝，調理而康。

氣機不舒

噫氣

理中湯
人參、术、姜、草
代赭旋覆湯
代赭、金復、人參、甘草、半夏、姜、棗

三吉素患噫氣，凡休精不適，其病即在脘，鬱甚且多，擾中不過戊冬最甚，苦不可言，曰此陽氣式微而濁陰上逆也，以仲景法先服理中湯一劑，隨以旋覆代赭湯投之，遂愈。

袁某患噫，聲聞於鄰，令某以理中湯、旋赭湯皆不效。診之，尺中甚大，因詰之，曰：每覺氣自少腹上衝耳。病者云誠然。曰此病在下焦，用胡桃肉、故紙、韭子、菟絲、小茴、鹿角霜、枸杞、當歸、茯苓、沉香、鹽、蓯蓉、杜仲，服一劑，其衝氣即已，惟而

噫氣　腦漏　目腫

止，不作聲而嘔矣。再劑寒熱，多服竟愈。

腦漏

程　患腦漏[肺移熱於肝]，治以辛夷蒼耳子散[古方所載不足恃]，漸有寒熱，復用柴葛羌防豉一帖，遂致寒熱日甚，鼓次，神昏自汗，熱甚可危。用竹葉石膏湯[兩清肺氣]一劑，寒熱退而神清，進粥，繼以甘涼清肅，復投涼潤填陰，旬日而健。

汪二母患兩目腫々痛，不能睜眼。張醫投風藥，痛甚且厥，脉弦洪[初之]滑大。因使投以白虎湯二劑，霍然。

溫病忌誤汗，不忌誤下，以汗則津涸而熱益熾，下則熱勢可藉以少減也。

結胸

郁病熱證半月，日胸脘脹，及少腹痛，而不可按摩，便秘，溺赤，舌黑口乾，自汗頻躁，六脈沉弦，余謂曰：此甚結，似傷寒大結胸證。結胸煩躁之前多險，越日便行而殞。且傷寒之邪在表，誤下則邪陷而成結胸，未經誤下不成結胸。溫熱之邪在裏，逆傳於心包，而誤汗則內閉外脫；順傳於胃腑，而誤汗則聚液而結胸。前人但云誤汗劫奪胃汁，而未及於結胸者，因結胸證不多見耳。然亦不可

結胸　閑樵

不知也故謹識之

此即下閉上隔之症古人雖少治法甚此案是閉人不該閉之日未知其全病情否

王某年幾評遠者詒愈痛甚常欲痛餘湯以杜閉格且以凡物過大則犯瘺口淚則肥潤秋向腸痛甚風周身經脈時經嗽於食少便難日晡微有寒熱脈來緩澀而數右寸關經寒以清是升降之令失宜疾稍發於隱痛閉格之勢將成爾日未治而少參芨貝薇蓍旋解后棕蘭草枇葉經絡冬瓜子蓋根葦根甘草入五方服之寒熱既鹼腸痛亦減

寒熱嘔吐

羅　夏日辛苦寒熱，旋即嘔吐，繼之自言腰間之痛不可當。視其痛處，燉赤腫硬，形如肥皂莢，橫梗於毛際之左。曰：此證腹惡熱乘而起，可一擊去之，必用金銀花六兩、生甘草一兩、皂角刺五錢，水煎和酒服之，一劑減其勢，再劑病去矣。亦每以此法治陽證熱毒矣，不啻屢取效，真神方也。

俞平患傷寒，切脈虛細之極，曰：此不可徒攻其病者，以陰分大虧耳。宗景岳法，以熟地、當歸、酒炒白芍、炙甘草、橘皮、柴胡、黃芩，一劑而瘳。此法余亦屢用獲效。氣虛者并可加入參，但素有目共柴胡一味猶須加慎。

寒熱嘔吐　腳腫

朱某患嘔吐，諸藥不效，兼之大小便秘，盡其法不出，是何可當，自問不起矣。因代赭旋覆湯加蜣螂蟲，服之而愈。上者下之，因其意也巧。

疏肝泄肝

疏肝降肝：黃芩、白芍、半夏、木通、車前、當歸、柴胡、生地、甘草。

魏女患脚腫嘔吐，寒熱便秘，與疏肝降肝湯而之效。

病發心脾

朱婦素畏苦，雖極淡之品，服之即吐。近患晡寒夜熱，寢汗咽乾，咳嗽，脇疼，月經阻，漸至減餐，經少，肌削神疲。診之，左手弦，右弦數，舌邊淡白，弱，日從多悒鬱。又善思慮。所謂病發心脾是也。以甘草、小麥、紅棗、藕，四味令其煮湯頻飲，勿撤。曰此本仲聖治藏燥之劑，惟以大棗易紅棗，取其色赤補心，氣香悅胃。加藕以舒鬱怡情。合之甘麥，能益氣養血、潤燥、緩急。雖云平淡，無

病發心脾　陽有府寅

奇胡可以果子藥而息之哉。恪守兩月，病者霍然。

鄭魚每年陰夜甲仲春患者多不遂，丢塞不讀，而亦

後祕結，與疏風不效，節日延診之，書巴消食導截，名陽明

府實之候，疏菖蒲、腹皮、知母、厚朴、枳實、蔞仁、杏苑、麻仁

竹瀝，無方或慮後得解脫，冒不敢用，不知者入中藏直下之

藏之乃府實之證。柯氏云：讀書未年，服病人每命，此之謂也。延

至可病勢危急，苔裂舌絳，未致不治，腹脹息粗，陰津將

竭，服急下不可也，即以前方加大黃，米錢汁服，速下黑矢多次，舌塞頓減，脈斷，改麻

急下存陰之義。

乃去大黃，加雲茯、生地、麥冬、丹皮、[illegible]服之，漸[illegible]，更以[illegible]甘涼之津[illegible]

滋陰生津之法。

脘痛

金　久患脘痛，嘈嘈有聲，便秘，溲赤，口渴，苔黃，舌心紅，饑飽程五日，諸症下嚥，似吐，餘察脈沉弱而弦，用海蛤粉、薑炙吳萸湯飲之，往不吐，痛亦大減，繼以此湯益胃，枳實、黃連、楝實、延胡、梔子、松根、石斛、竹茹、柿蒂、枇杷葉、通草、當歸、龍薈丸，旬日而安。續與春澤湯調補收續。其人善飲而貪凉，未以成疾之。

此肝之氣挾停飲上逆也，得參者，以胃陽之傷，然於平肝滌飲之中加參以扶胃氣。春澤湯

腹脘痛

痛吐

子莊　禮來弱李秋患腹痛，自汗肢冷息微，咸謂之寒邪脘

診之脉弦滑伏難尋，而黄色黄膩，口乾，微赤，當屬證也。與
連樸、棟、左元胡、殘花、砂、雞内金、草、莓萸、而康
黄患痛吐之，与陳念伸，今腹脹，但得二日之，上，胃不進穀，矣之
便秘難，形由遠，倘再來診之，与旋覆、赭、英、苓、黄連、柿蒂、楝實
延請告曰一劑，知之，二劑愈
許患腹痛，不饑，與吳茱萸、术、薑、附、諸方，痛，脈日加劇，不能陰
又痛診脉弦細，苦色黄膩，投以杞、樸、黄連、左棟實、附、茯苓
延請告曰二劑，便行，脉起，其進，知饑，而愈

張陸寔腹痛，適飽嗔羊肉起，條條收緊，皆以為食滯，連進清導。痛甚而嘔，即飲大吐，二便不行。又疑寒積，疊投燥熱，痛益加，呻吟欲絕已四日矣。視之，脈弦數，苔乾微黃，按腹不堅。以海蜇一斤、鳧茈一斤煎湯頻灌，柔不吐。今將此湯煎左連、栝蔞、黃芩、枇杷葉、知母、延胡、柿蒂、旋覆為劑，再以蘆薈丸投之而復行，痛減，胃更示而愈。

但肝之橫逆之證發於此期者，肝失所養也。先以平肝驅疾，而後養血柔肝，亦先標後本之法。

趙寡婦，每因怒則腹脹（肝氣逆）嘔吐，腰脊痠疼（因血虛），兩腿脛痛，筋攣，腹疼甚至痙厥，多方不效。以金鈴子散（金鈴、延胡）合左金（川連、吳萸）加入陳竹

腹痛　嘔吐

茹、枳實、桂、蒼、數劑而愈。後因產茱萸、黄芪、炙草、杜仲、桑寄、朮、川續斷、香附、歸、芎、茴、楝調之，服至足期，既無痛苦。養宮不同也，黃庭避其臟也。

腹脹

石蕙腹脹，來乃大劑溫補之方，殊覺相背，至見而訊之，僅云腹之不脹，又何疑焉。日形瘦脈數，舌色紅絳。此乃陰虧熱脹。若平范楊王又之寓，皆數此，殊盛行溫補，遍施病者，小效者以極，若世熱微之，平通經之法，投之應手而瘳。今之病初起，脹不礙食，認為氣虛而不知，而溫補不助脹，遂脹之不疑，不知陰愈耗，經愈痺，脹雖不加，而肌愈削，脈愈數，乾嗆之氣急。與安之之風消息賁，何以異耶。詎知來不起，之按嗆氏按之

腹脹

男子亦有血蠱證，可見男女雖別，而異中有同，同中有異，不可膠柱以鼓瑟也。

今郎患風濕腰痛而腰以下某枝以導散之，使不行，皆謂大為方藥是刺，盡矣。以犀麵、椒、薄荷、連、夜粉之類，大黃服之使下，神清而去。犀角、丹皮之性苦似，熱退，惟少腹根脹不甚，知識改換，佐連、桃仁、蘇子、延胡、橘核、蓬莪、麥、夜粉、劉寄奴、單諸藥連解，至矣。漸以血自歸經，養陰之際而熱根，亦予之，另採金某服大劑，溫補有以圖元之氣。孫後不知餘燼而燼，然受灼而上溢，使被爍而肌漸消。若謂吐血宜補，則療而愈虛，竟竭力補死而後已。

此人初病必係實病，不足以養肝，因妄服溫補，以致積痰蒸熱，膠固不開。治法當是救肺，誤而多命，而又絕以而養血補之誤，方得全功。

某攝下半年寒，腰腿半痛，閲經旬聲，即兩腿筋攣不可耐。月如之三十餘，臥榻數載，諸藥罔效。察脈沉弦甚膩，使被亦廣服溫補，而致病日劇也。與雪羹、蔻、棟、膠、積、絞、瀝，並服蒼、礞石滾痰丸，及當歸龍薈丸，四劑大便十次矣。翔異常，而筋攣即已。乃去二丸，加反遠、羊霍，服六劑即健後，而可扶杖以行矣。

腹脹　腰痛腿攣

五苓
豬苓 茯苓 白朮
澤瀉 桂

八正散
車前 木通 瞿麥
扁蓄 滑石 草梢
卮子 大黃 燈芯草

加味腎氣
六味加牛膝 車前
肉桂 附子丸

五皮飲
五加皮 地骨皮 茯苓皮
大腹皮 生姜皮

滋腎
知 柏 桂

腫

鍾年逾五甲，在都患腫，起自胃囊，諸症不致，切其脉微而弦（虚象顯然）。詢其溺清且長，曰：都中所服五苓、八正耶？抑胃之氣乎？五加皮也？偏嘗之矣，所以病日劇（即景岳理中加茯苓附子之證也）。曰：此土虛不制水也，通利無功，濟陰亦謬，法宜補土勝濕，與大劑參朮，果即安。

胡年近古稀，患囊腫，小便赤澀，寒熱如瘧，日似外感也。乃久蘊之濕熱下注，氣機爲未宣泄，與五苓合滋腎，加楝實、山梔。于木通兩劑後，囊間出膿粘黃水甚多，小便漸行，寒熱亦去。

腫

繼與知蘗八味去山萸而加[illegible]子楝實焉已而前證皆失服而愈
壬夏感受暑濕誤投溫散以致諸證神昏勢瀕於危而
肛前囊後之間潰出膿腫瘡口深大瘍科以為懸癰也數
治罔效曰懸癰乃損怯證中之以漸（卓識）今病來迅速膿熾異
常是身中久蘊厚味濕熱之毒挾外受之暑邪全所
宣泄下注而為此證切而數者以遏其外走之熱但舌強而紫
赤脈細而滑數者邪熾盛伏熱蘊隆陰分雖虧深虞
津涸先與清熱之劑之投而神氣漸清次以涼潤陽以使

（因前説第一法）暢而熱弱，膿多隨用甘溫補養，月餘潰處肌平，善後養營者，竟日康復如昔。（腸癰無從補內托之法，清其上源而下流自清，亦吟氏法也）

石氏患腹脹，旬日後，臍向外出膿（從熱積於小腸）。外科視為腸癰，欲從補內托之劑，逆咳嗽不眠，腹中絞痛異常，寢食俱絕，大便不行，延為之脈，弦細以數，舌絳而大渴，日察脈是真陰大（乃真陰為熱灼而耗非年所宜也）虧之證，著求歸桂，清為禁劑，以甘露飲（甘露飲：二地、二冬、石斛、茵陳、黃芩、枳實、杷葉、甘草）加西洋參、麥冬、杏母、杏仁、冬瓜子投之，二疾咳即愈。外科謂此為最忌（此何意也，而以為最忌，而得真藏之謬也），世俗謂為不宜多服，曰陰虛液燥，津不為生，雖求其得，不可得也，何以為治加

囊癰 臍癰

右頰腫痛　腰疽

去冬負夜移加知母為愈，今歲承方朱堅敷治其外，又法而愈

吳惠去頰腫痛，頦下結核，牙關僵硬，呻吟疼楚，外科療者不

一治，余因紀投以天麻、殭蠶、羚羊、石膏、鉤藤、升麻、當歸、

秦艽、夜移、黃芩等藥漸愈

腰疽愈而復發者七年，費用不貲，諸瘍醫治之不效，切其脈細

細以截日與內托證（腎俞當京門），外科惡手知為大劑，甘閉漏填之，瘡兩日而瘥

毒

鄭，患急證，時時鼓頰，視之，扒牀拉席，口不能言，惟以兩手指心指口而已。曰：中毒也。取綠豆二升，急火煎清湯，澄冷灌之，果即霍然。足徵明府之神也。

湯，年將六甲，感證而起，周身膚赤，滿面若黃，譫語，痛極，溲便澀溺痛，診之，脈見弦細而實，乃陰虛勞倦，溼溫毒重之證。清解之中須寓存陰，以犀羚、芩、英、銀翹、桑葉、通草、蘭葉為方，庶以免亢陽，服之偏身赤疹而去，服後忽腫，是背瘡疹疼不舉，耳聾，神不清矣，血毒

溼溫毒重

以元參、丹皮、菊花、辰砂、桑枝、荷花、石斛、竹葉煎，調神犀丹爲劑。瘍科何視外患，知爲溼熱逆遏，木鬱生火，肺受細弱，神益虧損，飲食不進，使鬱氣瘀日急，救陰液爲予轉機，投復脈湯去薑、桂、麻仁，易西洋參，加知母、玄參、竹葉、蘆根、荷蒂之一劑，神醒脈起，再服甚退知饑，三啜身凉，漸緩，六帖後膚悅安眠，日間亦潤。或疑甘柔滑膩之藥，何以能清溼熱？曰：陰虛內熱之人，蓄溼易化，化大火能燥液，陰虛而生權熱，況甘涼津回，氣遂。徒知利溼，陰氣先傷，須脈證詳參，法難拘一。又鼓劑，偏於風燥，症療何相自易出路耳。

復脈湯

珠母、猴棗。頭腫（此俗所謂蝦蟆瘟也）連及唇鼻，乃至口不能開，舌不能出，白沲毒也。用射干、山豆根、馬勃、羚羊、薄荷、銀花、貝母、花粉、杏仁、竹黃為劑，并以紫雪摻於唇舌，錫類散吹入咽喉，外以橄欖核磨醋塗腫處，可吐黏痰，而腫漸消矣。

高氏婦，因戒鴉片（即瑪啡之類），而服外洋丸藥，諸無所苦，惟便閉不通。醫治兩月，迄不能下，且腹無苦，而面赤齦腫口糜，每以銀鍼嵌入齒縫而挑出之時，銀（色已變）煤黑至許，脉滑數。予犀角、石膏、硝黃、升麻、[illegible]為劑，并以鮮銀花汁一杯（解毒妙品）

毒

腹皮在肉發圍三四指行氣去病去腐肉再予清解托毒而痊

痔

金根，新寒後，患臟窠痔，大抵溼熱之病耳。腸紅連某疑為遺毒，經作廣瘡、瘰，漸至上喉下利，不進飲食，延至終年。春更患腹痛自汗，汎然視前，視之曰：此胃氣中虛寒之所敗。肝陽為之升熱所熾。前此每服陽剛，即見消耗。擬投涼膩泄瀉必壞。乃以四君子加左金、椒梅、蓮子、木瓜、禹糧、石脂出入為方，病自向愈。而行經未轉，惟有培養生化之源，使其氣旺血生，則流行自速。恪守其方，服至仲冬，天癸至而肌肉充矣。

痔

瘍痔

濕痰積熱，秋渾身生瘡疥，痛癢難堪，小便或秘或頻，大便登圊非努掙不下，泄則不能收攝，人皆謂其虛也。診脈滑數，黃芩、黃連、滑石、白芍，加赤茯苓、竹葉、梔子、白薇、紫菀、石斛、黃蘗，十餘帖而瘥。

痧疹

溽暑之令，痧疹盛行，幼科僅知套藥，升柴防葛亂施。陳女勢最劇，以痧甫出而風至也。深者即走，延視之，脈實而數，舌絳大渴，面赤失音，不食便閉。曰：此方發散太過，火盛風熾，氣血兩燔。氣分之邪，由汗而略泄其餘；營分之熱，由風而積，解其焚。出之畏其猶陷，每投以羼耶。與西洋參、石膏、知母、麥冬、犀角、生地、連翹、甘草、石斛、丹皮、桑葉、竹葉，大劑投之，三劑而愈。

痧疹

上年秋燥之燠，晚無霜雪，河井並涸，九月間天痘流行，十不救一。此痘疫也，俗謂常之痘有異，且天令發泄，不主閉藏，入春恐多喉患，刊三豆飲方，及青龍白虎湯，暨錫類散，務宜廣爲印送，賴此以活者，不可勝數。

加味三豆飲

生綠豆、生黃豆、生黑大豆（或用生白扁豆亦可）、生甘草、金銀花（水煎服）

青龍白虎湯

橄欖、生萊菔，水煎服。（橄欖色青，清足厥陰内寄之相火；萊菔色白，化手太陰外來之燥熱，而其下行）

錫類散

象牙屑焙 真珠五二分 淨青黛六分 梅片三釐

壁錢二十個 西牛黃 人指甲五釐 男病用女，女病用男

共研極細粉，吹患處，流出惡涎即愈。

牛黃五厘

疹爲陽邪，乃肺胃經熱而致，初宜辛涼清散，令其外出，不宜猛用寒涼，恐冰伏熱邪，不能暢出。俟即宜大清肺胃之熱，以解陽毒，從未有溫散之法，或麻黃尤爲禁劑，何幼科之懵懵耶。疹初發，猶用牛蒡、荊宣達矣。

仲夏之疹疹流行，幼科執用套方，夭札實多。青刻子甫五錢，陸君見之，疹熱不從速透，檉柳甚葉，壯熱無汗，面赤靜臥，二便不行，迎視之，按庫錢白手陽，而持機陸某力，但石膏不再餌，何遠溫散以去之，氣喘痰升，傾加麻

疹

疹

黄八分。蔬圃之喘而喘汗淋漓，使復視，再審校之，按曰：

麻黄之喘乃方脉中感受风寒之证，施之麻疹何其不通。

原加西洋參、竹葉、石膏愈。繼有房氏子亦如陸某，誤用僵

蠶、枝，劇疾喘促，視口渴神昏，遍體肢痿，乃與大劑白虎

湯加犀角、元參、竹葉、木通，調紫雪丹，始而轉安。

徐寶華四十許，醴暑之時患痧，泄瀉，清解不能殺其勢，遽

視之神昏，痧多，脉甚滑數，揚擲譫妄，舌絳，面赤，渴飲，便

溏，乃與大劑白虎加犀角、元參、銀花、貝母、竹黄、竹葉、竹茹、

竹瀝、達痰丸，服後大便黑膠漆，脉漸柔和，復以白金丸除

白金丸

其八 腸下血痢，續用甘涼濡潤法，元津漸復而溲淋熱漸愈。

肺今已患感，發疹，此治以清解，熱漸退而神氣不爽，言急頭伸，大息，似痰，胸次拒按，脈弦緩而滑，投涼膈散加減。每夜鬱根，寅亦如一帖，而芒即退黃，再服而下是矣，神氣清而愈。

涼膈散
連翹 大黃 芒硝 草 山梔子 黃芩 薄荷

按：年已踰冠，因夜坐感寒，表熱頭痛，惡冷噯吐，肢冷云絳，脈數，斑疹之候，斷非受寒也，遂與清透藥服之，潛自顯形。圓經細詢，不來出痘，但大勢甚熾，一路清涼，自起發而痊痂，直不雜一味溫升攻托之藥，而滿身密布，形色粗紫疹。

懷孕痂患，使閑不飢，渴氣一息之停，前不用之药又是其所矣乎。

濮孫女素之手陰虛，時常夜熱，少寢不寐，仲夏患感，發（肺熱）療

汎石膏翹而（白熱）玄用犀藥知貝石膏生地之屬，麴玄粉甘草竹

葉蘆根之屬，遂神清，唯鼻燥異常（肺中猶熱），吸之氣入喉之辣

痛，雖患告去，股溫清於方中，加之天竹黃、菊葉、荷梗之

患頭喉咸，白心（肺胃熱而虛）中吐沫，微痰不膜，渴甚，便患閉，投西洋參、生地

麥冬、小麥、竹葉、黃連、真珠、百合、貝母、石斛、桔梗、蘆根、枝芦蔗汁

諸症而愈。

病已甚重，法亦合法，而頭痛設者以陰虛之體之不勝溫熱之氣也，此所以枝不可已當之例，稍不見法則危矣。

喉痹

喉痹，專科治之甫愈，而通身腫勢日甚，曰：病藥也。投附子理中湯數劑而痊。言謂喉痹治以寒涼法原不謬，而藥過於病，翻然溫補之，證是病於藥也，非病於病也。

附子理中：附子 朮 人參 乾姜 甘草

陳，年未冠，患失音咽痛，與羚羊 石膏 元參 豆根 牛蒡 射干數大劑，清涼之藥，音開而咽糜，吹以錫類散，糜愈而疹點帶常，左目及耳後皆腫，方中加以鮮菊葉二兩，疹愈，痰嗽不已，仍主前法，服三十許帖而痊。此證脈滑且數，口大渴，初

疫證須多，不外肺胃之經積熱，以其主腦為不須念

喉痹 咽痛

經手之誤，前方故難愈。

蔡陸茂寒熱，咽痛，大渴，脘悶，舌絳，診脈洪數，經與大劑犀、羚、元參、丹皮、桑葉、銀花、花粉、翹、芳之品，（此是師遺症）服後遍身發赤疹，而熱退知饑矣。

許某咽痛，瘍科與升散之藥，遂致齦腫，牙關不開，舌不出齒，自汗脈躁，絕谷數危，遂延診，即洗去諸藥頻數，而以菊葉搗塗喉，以錫類散，進犀、羚、元參、射干、馬勃、貝、山豆根之屬，濟之數日而痊。

段宝嫺喉，內外科醫之未事，視之骨瘦如柴，肌熱如燎，翻痰阻於咽喉，不能嚥吐，須以紙帛攪而出之，甚為紅腫白腐，齦吾嘗麋來診，不能風事，我期而至，按其脈，左細數，右滑，曰：此陰虧之體，伏火之病矣。於清降揚反於營。先以犀角地黃湯清營分而調無行之血，繼以白虎湯加西洋參以甬氣道而得燎原之火。外用錫類散掃喉腐而清惡毒。繼投甘潤養藥經熱而生津液。日以向愈，月餘而起。

瞿隸吾麋，謂知其素之陰虧，虛火之上炎也，與清涼藥

喉　嫺　吾麋

降之法，及珠黄散吹而不愈。視之，其以糜腐去厚，邊矣。但之之久，渴飲入口痛甚，當此服藥所不能愈者，今以錫類散搽之，兩日霍然。或疑喉證陰虛，何以斂搽又斯[?]日此散搽生肌，蝕腐之長，為純陽之藥，乃大熱之品，且其糜腐厚膩，不僅陰虛（猶陽之患），要須識此，自知其故。

應毋令時患喉糜，兩頭偏左（肝風）痛，心悸頸脹，壯熱煩躁，脈弦細數。日此為陰虧風動也，初以犀、羚、元參、石斛、丹皮、桑[?]葉為劑，搽之外吹錫類散，咽愈熱退，續用三甲、二至、生地而愈矣。（細數之脈，若純[?]此不復）

藿葵、魚根、薇萎、除陰潛陽而癒。

喉痹

令妹病患喉痹，汛事適行，四肢痠痛，時難舉動，氣塞於咽。診脈弦滑，以犀、羚、旋、赭、貝、蔞、鈴、牛蒡、射干、豆根、花粉、銀花、海蛇、竹瀝、綠所繞等出入為方，兼吹錫類散而痊。

此則經事值熱結喉痹而已，與前陳某某案合觀，細參其妙，合異處自有會心。

淋濁

甘露飲
二地、二冬、石斛、茵陳
黃芩、枳殼、杷葉、甘草

許祖母，年踰古稀，患淋濁，屢發風斑，按其脈弦而滑，舌絳口乾，每以犀角、生地、二玉、苓、葛、白薇、元參、龜板、海螵之類，息其暴。甘露飲頗頗調之常。人皆疑前方之流日量之體載衰，年高陽脫，氣虛有餘，察其脈象，陰當不足。是病者乃云十餘年前，從患此服而屢服溫補，遂成此患，能知先天陽氣雖衰，亦由前醫之病，秋抄，患寒熱之瘧，兼急不眠，甚渴易饑，不能納食，察脈弦數，信當以清肺藥，疾柔肝

淋

淋濁　[illegible]

元清之法斷以何安

業粘遠出歸病發狂似屬七情而亦有不盡然者有陳婦患

此月餘一聞人語即煩切其六脈細而數飲食便行氣每上衝服時

痛脹詢其月事云病起經後經多白帶日之病因是而盡

則明矣夜多無寐語似熱入血室之候經隨之癥與涅乎也

之桃仁紅花犀角菖蒲胆星旋覆赭石丹參琥珀蔥白之

劑而服而癥退果行神情爽慧復去桃仁紅花加當歸

元參服數劑而痊

遺精

少年驟患遺精，數日頭眩脈大，後遂脈沉陰濇，精之虧。此陽浮於上，陰孤於下，故見沉陰濇，精所能愈。

桂枝湯
桂枝　白芍　甘草
生姜　大棗

方授以桂枝湯加參耆龍牡，服下即效，後自而痊。仲景桂枝龍骨牡蠣湯，能調和陰陽，收攝精氣，故取効甚速，今復加參耆以建其中。

三才封髓
天冬　熟地　人參
黃柏　砂仁　甘草

唐患夢遺，久治不愈，耳出膿水，目疾難開，肩脇胸背痠疼，微有寒熱，食減神疲，察脈左弦數，右虛實，以三才封髓加龍牡芡耆桑丹皮萸，旬日而痊。

遺精　夢遺　痊立

痔血

便血已三十餘年，且已頻頻腹痛，嗽痰氣逆，似宜從補之法矣。況兼此候，尤未視之，比按脈弦數，視舌黃[illegible]，短赤，曰痔血也。殊誤從補矣。肯服吾言，旬日見痔之方回。

萆薢令白頭翁湯加枇杷葉、旋覆花、側柏葉、藕[illegible]是[illegible]歸[illegible]，[illegible]之痰，清肝涼血，血自[illegible]用[illegible]。

復擬筆錄：便血無已三十餘年者悟痔血，則言之，此方是[illegible][illegible]。

疝厥

今年逾古稀，久患疝厥，每每病於冬，以為寒也，服熱藥而暫愈，後不能，霍然曰：脾腎雖寒，肝陽內盛，徒服剛烈，焉能中肯。以參、朮、枸杞、鹿茸、茴香、當歸、茴香、菟絲、鹿角霜、桂、茯苓、楝實、黃連、吳萸、橘核，共為丸方，服之今數年無恙。

囊陰寒偏墜，醫以茴香、蘆巴、烏藥、荔核等劑，遂痛不多思視之脈，按膚發熱，是亦疝也，睪丸腫痛，必偏於左，此濕熱肝邪也。讀以二疝治之，必求癩。按法治之，果得松而痛減，三服而復。

疝厥　濕熱肝邪　左半不遂

行，熱退，因食羊肉，腹痛復作，再與清解，嘔憹腹不痊。

左半不遂

趙叟，左半不遂，俾弟主清熱鎮痰，治之未能盡效，脈甚遲緩，茸桂

責臟，使秘多言，令投前中（前用全法遂倍高年見解處），秋人吹癃之極，且以說參漆疾之丸

相向而投之，丸為因子許（補中益氣之法），證投而愈。秦末嗜甘肥，至夏復發，脈

弦滑數且怯，斷其不起矣。

鼻衄

孫　春前曾患鼻衄，又復諸經莫塞，兼夜請視之，脈緩而數，因冬燠氣泄，天令不主閉藏，冬晚雷聲大震，人身應之，肝陽乃動，血亦隨而上溢，至今以其體肥致汗，畏寒，須而進以補也，投以元參、生地、犀角、牡蠣、知母、生白芍、牛膝、茯苓、側柏葉、童便，諸症一劑知，二劑已，後爲脇痛、流乳，人皆異之，與甘露飲，加女貞、旱蓮、龜板、鱉甲而痊。

甘露飲
二地　二冬　石斛
茵陳　黄芩　枳實
甘草　枇杷葉

蒲　年逾花甲，陡患鼻衄，諸法不能止，速救之，而不足息踵，不有

鼻衄　蓄衄

汪兄脉弦洪而芤，询知其向虚，服助阳药，是熬元阴，素亏之证。与大剂犀角、元参、芦根、女贞、旱莲、石斛、茯苓、泽泻、丹皮、知母，投之而安，续予滋阴育填补而康。

孙女年将及笄，火炎齿衄，多紫黑，诊曰六脉弦滑，天癸将至耳。与丹参、生地、栀仁、牛膝、茯苓、白薇、滑石、茺蔚子一剂，初数日愈，寻即起风眩，其他患。（亦治倒经之法）

沈伟齿衄五日不止，出血已多，诸方不应，肺之络胃上溢，投犀角、泽兰、元参、旋覆、生地、花粉，（茯苓、牛膝、栀仁、浮石）而愈。去者（本）（经事）期，即近行之候也，从与清阴清热乃愈。

溺血

胡 以花甲之年患溺後出血，水莖之痛，自云溲數甚澀，似非大証。察脈有滑數之象，予元參、生地、犀角、丹皮、梔、槐花、側柏、知母、花粉、石斛、銀花、甘草梢、綠豆、竹葉，旬日而瘥。

陳 溲後見血，管痛異常，減食，氣短，益芪，以元參、生地、知母、梔實、銀花、側柏葉、丹子、桑葉、丹皮、綠豆衣、竹茹、藕湯並服之。二劑病大減，乃去丹皮、柏葉，加西洋參、熟地，服之而瘥。

王 偶患溺中後痛，伏暑在內，自服阿膠、蒲黃而大便[illegible]注。夫烽子心[illegible]熱

溲便血秘

姜半夏　常(?)葉　苡仁　而(?)解　桃仁　金鈴子散　金鈴　延胡

診之左脈和右關尺弦大而滑（弦滑者痰也，大者熱也）面色油紅喘逆不寐與半夏湯合金鈴子散加銀花側柏葉石斛苓連二帖以(?)而紅退寐亦止乃裁柏葉銀花加雪羹枯(?)芩桿(?)又二帖殘(?)熱一夜得大汗周時而脅(?)之痛脹爽然若失即能安寐進粥以桂枝茯苓知母夜(?)秘(?)桑葉杷葉石斛白芍橘絡杏仁冬瓜子芦(?)根谷(?)桿三帖大解行而脈柔安(?)穀(?)乃患(?)濕初起死延(?)視之脈堅澀(?)厚以(?)滷(?)黃芪枝知葉尼(?)株麻然棄(?)黃之症(?)送背歸謹(?)參(?)丸而療之竟不復發一男子患便血，屢投溫補，血雖止而反泄瀉腫，延及半年。診之脈數舌絳，曰：此病原濕熱，溫補翻傷陰液。與芩連、卮子、桑葉、丹皮、銀花、石斛、枳實、冬瓜皮、鱉甲、雞金等藥調理而愈。

陳患淋，久不愈，延至溽暑。診之曰：易事耳。與補中益氣湯（補中益氣湯：參芪术炙草陳皮當歸升柴姜棗）而愈。

便血淋

鶴琴老兄先生閣下：昨承　惠書備悉。
尊府侍　楪之对門極好，一切均便，但有費之也。
估呈友求盆求診當案為介紹，敏甫欲晤時再
代請。及建蘭，本處祇呈華，仁係青梗大素白等芬
種，尚未見花，如見花多再送來，作清供。素心蘭於去
珍承寄等類已多，年來見花販來到，本處重莊春
蘭及蕙二種，建蘭并不看重也。手復，順頌
暑安。　鄉小弟瀕　頓　兒輩附侍叩

婕兄附此。頌頌。

十八

此頁夾于第一五〇頁與第一五一頁之間

吐血

鄭 吐血盈(?)極，脈之右關洪滑，自汗咳嗆，頻頻動搖，血即上溢。人皆慮其脱，急於補之，日久脱，惟我是問。以血府湯加酒炙(?)大黄炭一劑，霍然。（王先江(?)）

此虚火之實証，歸脾中參、耆、桂皆上升，故吐益甚，易以引火歸原之法，斯愈矣。此即換(?)湯吐血

錢 某弱冠吐血，楊君連進歸脾湯，吐益甚。視之面有紅光，脈形數大，因問其(曰)是(?)好(?)手，探之果然。遂以六味地黄(湯)送鎖(?)丸、肉桂心一錢，研(?)杵而愈。

又 陳大使，腰下患血鼓，丹(?)總(?)即大吐，鮮紅之血而汗出（宜其填而無行(?)）

吐血

神昏肢冷搐搦，躁亂無主，寒熱。（心無血養則神昏，肝無血養則痙厥）脉右手無者弦實，按之（虛主陰分，血主氣分）數。以六七歲之（集）童，慮其純陽并就收斂灌之，急當服回。高年陰分失虧，肝血大虧，而風陽陡動，終由急熱無照熱首所致耳。以西洋參、犀角、生地、銀花、綠豆皮、元參、茯苓、豨草、茅根爲劑，衝入熱童便灌之，外以燒鐵淬醋，令吸其之氣。諸牡研粉撲汗，生附子搗貼湧泉穴，引納浮陽。兩服血止，左脉漸起，又加以龜板、鱉甲，服之後神氣稍清，而熱漸息，稍能啜粥，乃去犀、羚，加麥冬、天冬、女貞、旱蓮、枝

之脈左關弦，半月以雖解，是燥矣，而肝以使潮之急時正之源

補胃調痊

即令壹意吐血，肌膚枯澀，口渴，脈虛大，曰氣分之陰虧也，宜補

用補亦要用得其宜，方能奏效。此一案之專補，即能愈病也，舉中諸症各以為法。

既非清填，亦謬以參耆之類，知母、石膏、合萎蕤、石斛、桑葉、枇

杷葉，投之而愈

王令正又患吐血，寒不能愈，視之脈弦滑而搏指，舌干較甚，渴

喜冷飲，素秘於下焦，小便色沸，夜不成眠，是肝陰虧

手寸數，以甘草湯合雪羹，加石膏、知母、花粉、枇杷葉、竹茹、旋

吐血

霞眉石架什大劑投三十劑而痊

褋庄

往年欬久患不愈，醫謂元氣已虛，雜投溫補，漸至肌瘦，內熱口乾，咳嗽，寢汗，溺赤，飲食不甘，視之日餘，邪逗留戀也，與秦艽鱉甲散而愈。其堂兄養修亦患瘧，數月多醫

秦艽鱉甲散
秦艽 鱉甲 母
當歸 柴胡 地骨
烏梅 青蒿

瘵之同，致肌瘦自汗，腰膝痠軟，不能稍坐，極其畏冷，日以大虛證，乃反不補，徒以清導，是何居心。與參耆朮草、熟地白芍五味杜仲、山萸龍骨牡蠣桂枝大棗小麥，服數十帖而起。

褋庄

陸費從而業於宦而又遭顛沛久而患一異疾形消善癢殆從皮膚而出搔之癢甚諸藥致日照衣勞苦陽之氣受傷麴蘖傷濕又從出從之補之氣藥加枳朮桑枝而愈

亦從熱氣至之從法

淫

此歸脾未弱而勤於操作年將四旬風事過多兼以便溺淫汗氣逆著肴虛進病日以危曰心脾之脉皆有損將無望也與龍骨、牡蠣、龜板、鱉甲、海螵蛸、五味、石脂、禹糧、熟地、茯苓為方一劑轉機漸以向瘳

亦下虛而誤補其上者在補其在補不其法當其後實而不在補而補者乎

發熱腿痛

暮秋杪患（外感邪襲）暑熱，兩膝腿痛，痛如刀割（真陰內損），視之略不紅腫，脉弦細。熟苡仁、黑豆、條芩、赤茯苓、使君子、西洋參、麥冬、生地、犀角、銀花、楝實、石斛、知母、甘草、竹瀝、蘆汁。另大劑投之，熱漸退，痛漸已。惟重傷（陰虧）氣津，仍與甘涼濡潤之方。數日後忽又復，後加燥咳，咽腸水液不能下嚥，是真陰涸竭，藥難奏績矣。然究釋疑，其何以不愈之故，緣系陰枯，或者皆由服別方？繼詢其人云，某某於方出此藥拔熱，閱之爽然大悟。

暑熱腿痛　兩膝疼疼

因撤傷寒女勞復之文，宗之曰燒裩散，蓋失陽，皆經言少陰以通邪，而逼熱邪，從裩入此經，所謂陰陽易是也。今少陰經痛之苦，原非他人之病易於我，真是女勞之復，以經真陰枯涸，更加何以強復乎？真陰虧，然後此而女勞復與陰陽易一虛一實，有分論，不得混同而談治矣。

高某某，兩膝及脇筋絡之痠疼（宗營筋），晬不紅腫，腓則痛，不多色，徵在右。（陰虛於下，火炎於上。）切脈虛細，無色黃，臟咽燥濁赤，與知解，虎脊，牛膝，豆蔻，桂枝，代應用方，送虎潛丸，每日兩服。

每劑作五丸，一日三服下，井三服。

虎潛丸
虎頸骨、龜板、熟地、黃柏、牛膝、白芍、陳皮、鎖陽、當歸

陰虧患感

葉　患感旬日，經汗出昏譫，醫皆束手，曰此真陰未虧，已服（熱極陰竭之象）升散，與仲聖誤發少陰汗同例，（此例精當）下竭則上厥，豈以引亡陽而為比，而以附桂速其斃耶。以元參、地黃、知母、甘草、白芍、黃連、茯苓、小麥、龜板、鱉甲、牡蠣、驢皮膠為大劑投之，愈。

鄭　途次抱恙，服前藥汗出昏狂，精流經脫，切其脈浮躁且亂

感

一

沈取極細，此症頗危，生機僅有一綫，賴斯人之陰分未虧，不可竟謂附桂之罪也。以元參、知母、桑枝、龍牡、生地、烏梅、甘草、百合、梔子、（石斛）薑水炒淡豆豉為大劑，灌之下嚥即安。次日去梔豉、甘草，加桑枝、鱉甲、姜水炒橘紅，十餘帖而康。

石某感暑，誤投柴葛解熱，果漸退而復熱，熱之後勢更甚，乃延診。為先以梔豉苓連甘草清解其升浮之熱，俟稍歸於府，脈來經滑而實，徑用承氣湯下之，所下果下黑矢。次日大熱大汗大渴引飲，曰此府垢行而經熱猶熾，與竹葉石膏湯二劑而安，繼以育陰之須調理而康。

眼前道理而人多不悟，一經指出，便成名論。此與以針治虛損者同悟諫。

張素稟不足，頭眩腦鳴，頻服溫補藥，甚覺畏冷，人皆謂其體偏於寒也。診之脈甚數，曰陰虧也，溫補非宜，改服滋水培元之劑，既而有效。夏向或勸以寒火之藥以降之，病不知灼艾僅可除寒濕滯，陽氣亂不能宣通之證，所謂內傷外感一切之病皆可灸也。故仲景有微數之脈慎不可灸之訓，蓋艾火大能傷陰也。灸後數日，即寒少熱多，竟成瘧疾。切其脈消數，按之加甚，陰虛瘧也，乃以甘寒息熱，則陰津不致枯涸。

感

二

而寒熱不能自已，所謂治病必求其本也。竟不用一分表散而愈。

江　病熱急篤，診之脈虛緩而數，頭痛偏於左，後至夜熱燥，肢冷頭昏，口乾不能飲，不饑不能食，吞塞之噫，溺黃而頻，日晡陽素虛，此由素感時邪，過投溫散，陰津陽氣皆傷，復來進補而勢更劇者，緣臟虛其中運（知母之涼亦須用否），剛烈動其內風以致然者。愈云表之不應，補亦無益，治當遷遞也。乃秋石水拌制高麗參、甘草、黃芪、首烏、生白芍、牡蠣、鹽水炒橘紅、桑葚、石斛、甘菊、茯苓、燕麥飯丸、肉桂心三分。一劑頭平，嘔止，五劑皆減，連投數服，飲食漸安。

從陰引陽
從陽引陰
總此機軸

乃去首烏、桂枝，加砂仁末拌炒熟地、當歸、枸杞，半月而痊。

楚樓自鎮來浙，途次即患寒熱，兼瘧、脇痛、痰嗽。見其面黧形瘦，醫謂秋瘧，與疏散方。復邀視之，曰：陰虧也，勿泥瘧治。以葦莖湯加北沙參、熟地、桑葉、丹皮、海石、旋覆、貝母、枇杷葉為劑。因見用熟地，若為駭然，以養肺潤燥、滋胃清肝之法，病乃自愈。

孫患感，醫投溫散，竟無汗泄，延至十日始請視之，業已神昏囊縮，面赤舌絳，目不識人，呼不出聲，胸膈微斑，便泄而不溲。

感

不行者，迄三日，醫皆束手。或議大投温補，以冀轉機。急止之曰：陰（温病已去神昏者議温補，真亦言論也）分素虧，而温散劫津，邪熱愈熾，則營衛不行，豈可妄云偏廢耶？以温燥論至耶？經云之陰氣最濁，王林先生論云先天之病，爲世俗所爲熱邪之出路，求之不可得者，姑予止也，以西洋參、生地、麥冬、丹皮、連翹、青蒿、菖蒲、黑山炒黄連、甘草、精石、令茯苓、貝母、銀花、紫菀爲方。一劑中周身微汗，而頭暈退之。二劑頭不復一樣，而識。今四劑，乃身大汗，熱退並餘，而毒亦去，小便復解。次日方中減連翹、菖蒲、丹皮、黄連，加川貝母、葳蕤、竹葉、枝，二帖，閱神格清知渴索水，令將蔗、梨等榨汁頻灌不歇，其汗自雨下者三晝夜始休，熱遂漸漸退，汗漸止，便漸安。前方又去貝母、銀花、紫菀，加石斛、蘆根，服兩服而全愈。

仲印患感，湯某進桂枝、薑、棗等而痰血頻吐，神昏耳聾，譫語，便溏不饑，大渴。黃某見連少微，咸某眠花觀，覺進輕清之藥，漸退責(?)降無律，外證依然，不能措手，診之脈皆細數，乃真陰未虧，營液受爍，不必以便溏不食而畏涼膩也，投以西洋參、生地、元參、麥冬、蘆根、竹茹、川貝、銀花、藕汁、梨汁、葳蕤石斛等。

感

首之劑，咳立漸止，痰出甚多，漸進稀糜，復施精寐之劑。熱退汗止，渴除，減，脈漸和，旬日以解，繼之而痊。

氣血兩傷

夏王某，歲金隆冬之病，頗退而能食矣，但不能起坐，數年靡痿，延今月餘，曰此多服表散，汗出過多。氣血兩傷。肢體失其營養。脈微而細。舌淡無苔。予大劑參、耆、歸、术、熟地、杜仲、菟絲、牛膝、枸杞、山藥、木瓜、萸肉、萎蕤、續斷、桑枝，數十帖而起。

氣血雙補，而補血之藥重於補氣，以汗為血液，陰分偏傷也。

氣逆血瘀

顧宰某，忽患腎劇，解組歸，求診焉。脈之左手弦鈎，腹脹囊腫，足痛不能履矣，頗疑似康侯之疾，彼乃稱

氣血兩傷　氣逆血瘀

養營調氣

邪氣之壅塞，脉雖堅而搏指不撓。證實，脉亦實也，故可愈。此爲真氣之散漫，脉來虛之又虛，甚上脫，而左寸尺鎖，是以之真臟見矣。壅塞可以疏通，散漫不能收拾矣。邪草未能返。神病乃生，莫濟。證雖相似，病判天淵，須有神丹。經之釋也。季春未致室，昔賦乃殘，耳鳴不寐，不飢，神倦，脘痛，頭搖，脉亦數者，經按之隱弱，以當歸、白芍、杞枸、木瓜、棗實、半夏、石斛、茯神、竹茹、蘭葉、白芝、菊花，而養營調氣，和胃柔肝之法，數劑而痊。

内傷

余某年三十餘，勞熱數日，惡寒，投涼解之法，遂嘔吐自汗，肢冷神疲，遷延旬日，脈微弱。此內傷也。世多視同伏暑，而概從之，往往不詳辨其證耳。與黄耆建中（耆、桂、芍、甘、飴、薑、棗）加龍骨、生薑、茯苓、橘皮，去飴，投劑而安，續加參、朮，漸向而愈。

七情

金悲哀之後，遂勞熱，投柴胡以傷寒治，而神迷自汗，驚惕畏冷，改換補劑，乃氣滿，不進水穀矣。視之七情有傷，病因大迫，諸塞空室之所也。與沙參、元參、丹參、丹皮、芩、茯、麥冬、連

七情　内傷

麯炒、炙竹葉、蓮心、小麥，加以川貝母一兩，數劑而瘥。

吴宰全鋐，自去仲冬感冒而起，逮夏徂秋，痰多氣逆，肌肉消瘦，延至初冬，諸症蜂起，耳鳴頭痛，以肝火升，若交于戌亥寒，善恐多驚，咸主補虛，迄無小效。以理求之，戴仲之違也。診脈弦細而左寸關尤大甚數，寸關急搏不調，且病者頭重不仰，氣促難言，意者歷年著藥而望之，不獨曰病雖起於勞傷挾感而延已經年。然徵其所自，平劑善飲，三十年來期在必醉，且僅外來之寒邪，失於清解，殊由內伏之積熱，久錮深沉，徑補雜投，互相煽動，營衛受灼，而痰多，升降愆常，大便是溏。病機錯雜，求愈殊難，既承千里相招，姑且按經設法，以石膏、知母、夜粉、黃芩之清肺降痰，青蒿、鱉甲、卮子、金鈴平肝泄熱，元參、女貞、天冬、黃蘗之壯水制火，佐茯、龍齒、杷葉、橘紅等宣中降氣，出入為方，間佐滾痰丸，直達腸經之濕毒，紫雪丹搜逐隨經之留邪，服之頗恬，而舌布黃苔，蘊熱漸泄，六劑而嗽減知饑，尚有熱飲伏痰漸化。方中參以西洋參、生地、麥冬、元參護液，銀花、綠豆、青蔗以保其積。

勞傷挾感

五歲孩孩子患暑瘧。

張令臣，飲食如常，而肌膚消瘦，經事又期，而紫淡不恆，兩（余叔証詳問）脈蒸熱而劇，寢何知，面色青黃，而隱隱有黑氣，儼似虛寒，多方不效。延診之，脈似虛，細而沈，分晰形緩滑，曰此陽明有餘，少陰不足。土燥水涸。仲聖有急下存陰之法。無彼外感也，有陰之神，可以直瀉此兩傷也。今無形之熱，宜用甘寒。（吾用甘寒，投之此症尤宜。）至哉雖同，而實則異也。須用西洋參、生地、生白芍、生石膏、知、葉、芩、梔、麥冬、花粉、枳實、丹皮、木通、天冬、諸色。服數帖，黑氣退而肥潤，肌膚熱去而經亦調矣。

燥陰

廣久患瘡泄，而舌黑氣短，自春徂冬，傷而不發，視之曰：勞心太過，陽燥于陰，人見其瘡泄，極與溫中，不知肺受火損之氣失清肅而逆從於上，則水源不生，自然腸少便溺矣。投以滋肺清心涼肝滌胃之法，未幾日漸瘳。

脈出細數，則陰誘陽元不相拘，何病不生？此時師以為虛勞也。

王課厚善飲，傷患氣逆多嗽，咸從虛治，漸至一身盡腫，因更從於五苓，脈出細數，吾謂其津內有濕，須從真陰引歸，然後能收績矣。再四求，疏方與之，以西洋參、元參、麥冬、二地之、知母之而痊矣。

燥陰　真陰引歸　陰虛　腳氣

貝、竹瀝、蒸、蔞、半夏，三劑而囊腫全消，李脈家信其素來年、
有患陰囊火炎者，面赤常飲，陽之熱（此戴陽証），主一味元參湯，其效
如神、虔捻、
元參陸深以製，大粉用刀信
顧令正，久患脚氣，屢治屢發，劑毀用手，一月割其上，夜於巔
頭痛指麻，腰痛目眩，口乾食少，夜不能眠，察其脈細而弦
數，其陰大虧，雖痛治之，赤腫之証，脚氣當補之從之
三真之法（三地、二参、二冬、知、菓、五味、生歸、丹、枝、牛膝、萸、石斛、甲、蘇），半夏，服之而患漸減，甚年未發下
太陽陰世病世，而一脈肯夫，其法養食也，故治病決陰，治以陰流，秋，月以
海除暗栘，遠黃柏，阿膠丸服之全愈

水不涵木

古云肥白之人多氣虛，茲又痰咳，咳以經旬，知之。叙譚平素向年常多痰，晨起必喘，進飽食稍差，顯有氣虛之象。診脈左關弦，寸滑，尺細而軟，舌尖苔絳，乃真陰未虧，水不涵木。風陽內熾，挾痰上走，謀慮操勞，心陽太擾，肺金受爍，經旬不伸。苔雖白而已乾燥，雖微而精赤。誤投溫散，宜亟轉用元參、石斛、麥冬、竹茹、旋覆、蛤殼、貝母、枇杷葉、竹葉、蘭葉、蓮心，為劑。之嗽而復自謂氣虛，遽服黨參、枸杞、當歸，甘草下咽。

水不涵木

後即覺火升氣逆，漸至言語支離，復欬自汗，急延余診。脈亡者從而調，即投牡蠣、龜板、鱉甲、女貞、旱蓮、人參、甘草、小麥、竹葉、蓮心，以和心肝之陽而鎮龍雷之奮。一劑而平，繼又作暈厥，仍投極清之法，兩劑後又因怫鬱，肝陽復潛發，紅面目赤，左耳時鳴，夜不成寐，神情煩躁，越日陡然大汗淋透衣衾。脈極驟數而細，仍為陰虛陽越，勢誤認陽虛而妄施桂附者，先令熏以炭醋，撲以蠣粉，灌以大劑二至、二甲、人參、丹參、人參、黃連之重墜而療，繼之多劑育陰清肝，始得全愈。

脘痛而近於虛，係有旺證此證，況誤補從補矣。

趙 妹去冬經患脘痛，責經之，漸增頭痙眩暈，氣逆嘔吐，痰多不寐，便溏，不食，經事不行。經謂其虛，虛之屬，又疑為瘀，諸藥遍試，病日以進。脈左弦而數，右滑而駛。曰：病屬耳。病未愈而補之，是助桀也；病日加而補之益峻，是速死也。總緣醫理未明，世皆畏虛，不從辨證補之。婦人以壹調經，雖虛而陰虧有火，是以木少水涵，肝陽偏盛，上侮於胃，則為脘痛。斯時投以苦泄肝、甘涼養胃（葉氏所謂之說，記之），越日而愈矣。可從補妄施，油添火上，肺津胃液灼燥，餘恐木直升，樞機窒塞，水飲入胃，輒結為痰，雖見症多端，木少水涵。

皆氣失下降。宜乎指飲食爲以爲勞。月風寒而爲妊娠耶。

以大劑輕淡之品。開清氣直。俾一身從節之令。肝膽通利之

火。胃府通留之滯。樞機鬱遏之熱。水液瘀滯之疾。咸從下趨。

自可向愈。不必膠柱而已。所謂病有貴於治。而重病有輕取之法。

接之即效。諒可采也。

木乘土

一人患晨泄有年，累治不效，而春間尤甚。按其脈白洪弦若浮而浮，從腹中反覺舒暢乎？曰誠然。苟不泄瀉，又脹悶減食矣。而服四神、附、桂之屬，其瀉必加，此何故也？曰：此非溫升補澀之證，乃肝強脾弱，木土相凌處。方令至常服，數帖即安，後竟無此患矣。方用：枲苡仁、黃連、楝實、桂枝、茯苓、木瓜、芍藥、茯苓、橘皮。

扶脾抑肝，製方靈動。

朱患泄瀉，自謂春寒偶薄而致，繞臍脹滯，帶下，左脈起

一痞塊，刺時發，痛異常，曰陰虛木燥，侮胃而泄，誤食大

木乘土

白頭翁　秦皮
黃連　黃柏

瀉然不愈，脈沉實也。王屛辛復之痢，用白頭翁湯加芩、梀、厄連、海蛇、銀花、草決明、松揚子、綠豆皮，十餘劑而愈。

司馬夫人，泄瀉類年，飲食多少，稍投燥裂，咽喉即痛，嗆經多年不能獲效。診曰：脾虛飲滯，肝陽風生之候也。用參、朮、稍半、桂、苓、楝、葛、朮、瓜蔞、茯苓（使脾條暢，平肝佐之以和），投之漸愈。今冬又患眩暈，頭汗面熱，脈滑以頭似後，呻吟。醫以石英、龍齒、黃芪、牡蠣、綠萼梅、茯苓、蒺藜、棟、葛、旋覆，兩方之兇劑即康。何是之肝脾俱治之法。

正如往所謂得以與氣則快並而為也。明之痰飲之症，皆以陰虛疏治而但多燥，而氣猶未滯，又不利而填

來信所述病狀，按之案云：細閱病原，已延二十餘年，推因嗜茶生冷，傷乎胃陽，肝木乘其虚，遂患脇痛、摩擊、身脹、呆厚、脛腫而痰，隨痰相投，甚至發也，則致積，濕生熱，反助風陽，消爍胃津，漸形瘦削，而痰飲者，本水穀之悍氣，緣肝升太過，胃降不權，易閼窠囊，積而山陰，初則氣滯以傳飲，繼則飲阻而氣阻，氣阻阻痺，血亦從其行，久積以為癖，前此神术丸控涎丹之條，飲丹參飲，擬茯苓氣之遊血，皆為傑構也，盖遊神逍延火元虚，即其之氣滯而實者，亦將轉而散，復而無把握矣，是以

木乘土　痰飲

氣升火浮，顴紅面腫，氣降火息，黃瘦日增。情志不怡，病久陸

發。以肝爲剛臟，在志爲怒，宜濡養性愈；俾陽胃土爲陽，宜通宜

降，通則不痛，六腑以通爲用。更衣不得暢，休覺寬舒，是其徵也。譬

之虛病似實，實者則虛於胃之液，實則實於肝之陽。中虛阜艱

納食，而肝逆撓擾，嘔吐出水，水之見患氣，似屬胃底之濁陰，乃

鼓波瀾，翻空而上，勢雖再攻，際此春令正當氣盛踴躍之時，仰屋

圖維，恭擬調停之議，是否有當，仰就斤繩。

炙枳殼、藿梗、蔻殼、旋覆花（梁）、烏藥、鐵落、陰陽水

沙參、半夏、鮮竹茹、川楝、橘紅、沙參、烏梅肉炭、茯苓、旋覆花、金鈴肉、

棉蒂、荷、仙半夏、決明、炙甘草、吳萸炒川連、生西洋參、牛膝

霍亂

久瀉 風木行胃

血熱娠崩

肝鬱氣結 陰虧肝盛

心肝火熖 心陽外越 心悸

溼感厥逆

肝氣鬱

風陽

寒溼血痢

子娩 保胎

產後 伏暑發熱 中暍 暈汗 陰虧營熱 瘧厥 傷營 惡露不行 宿哮 血虛 陰墜物 痰飲 嘔吐 營熱 脹浮 肝陽侮胃

鬱

眩暈 眩悸 昏厥

肝陽 病鬱 痰滯 凝瘀

肝陽 兩脇 腿痛

陽盛結 陽氣不宣

痢

半產 營熱 脘痛 淋濁 瘀血 娠崩

肝火 心火 肝風

昏厥 咽糜

肝鬱 暑溼 肝陽 項痛 鬱熱

陰傷陽浮

陽脫偏盛

霍亂

一老人霍亂後，目閉呃忒，醫謂脫陷，方即與桂附回陽之藥。適孟詢知溺赤口乾，診得脈形實數，而與肅肺清胃之劑，承以漸安。

右潘姬年踰古稀，患霍亂轉筋，欲危，孟英用自製蠶矢湯而痊。

蠶矢湯：蠶砂、苡仁、豆卷、木瓜、川連、半夏、黃芩、通草、梔子、吳萸

王某久患吐血，體極孱弱，沈綿之際，脈苟有未愈，而延暑之時

陸患霍亂轉筋，大汗如雨，息如絲，目陷，音久奪，暑熱鴟張

霍亂

吾霍亂論中之缺矣也。姑處法救之，用北沙參、枇杷葉、張杜、木瓜、扁豆、苡仁、滑石、桑葉、蠶砂、石斛。至春按之，再念調理。每日仍服溫補，以保宿恙。越之載，閱服溫補後，致血暴涌而亡」

秋衣之患霍亂轉筋甚劇，倉卒間誤服吉麟丸錢許，比曉遂診之，脈微弱，手足厥冷，目陷汗出，肢冷音啞，脈削，危象畢呈。急以通脈回陽，先濃煎高麗參湯，五分接續，隨以參、术、白芍、茯苓、附、桂、乾薑、木瓜、苡仁、扁豆、蓮實為方，一劑而見瘥。皆膩，須臾復診，曰：氣分偏虛，那堪吐瀉之世奪。誤餌苦寒之。

今見浙人多用之，屢至出變。之人即誤服吉麟丸數錢，亦不至如斯之甚也。

微陽將絕，非真武、理中合法。脾腎之陽俱薄矣，剛燥之品，又嫌辛散。蓋吐瀉甚，而津液傷，筋失其養，則爲之轉，薛生白所謂痙病，例可推也。凡治轉筋，最要顧其津液，是熱病時法。若陽既回，而再投剛熱，則津液不能復，而內風動矣。此治寒霍亂之用附、桂，亦貴有權衡，不可漫無節制，致隨墮前功也。即於前方裁去桂、附子、薑，加黄耆、石斛，服至旬日而愈。

此一案議論極精微，凡因寒因熱，俱宜具此權衡，方爲適當之解。否則首頓中病，而服之不止，反受其害矣。喻氏論中寒之症，亦具此意。

霍亂

胡梁氏家潘稚年，路吉稀，患霍亂轉筋，頻危，用自製
蠶矢湯而痊。

蠶矢湯：蠶沙、苡仁、豆卷、木瓜、川連、吳萸、半夏、黃芩、通草、梔子、大黃、地漿水。

戚孫年六十餘矣，秋間患霍亂轉筋，視之暑也，投蠶矢湯兩
服而安。三日後忽然倦怠，不能反側，氣少不能語言，不食
不飲，他醫以為霍亂後虛，投以參、附理中湯。

附子理中：人參、甘草、白朮、乾薑、附子。

未投，切其脈，曰：此高年之體，元氣隨泄而泄，固當補者，第餘
暑未清，熱蘊於中，所謂壯火食氣耳。世人但知霍亂轉筋是危險之疾，
不知有陰陽之異，治法有寒熱之殊，而一以其可以為是者。蹤方

高麗參、麥冬、知母、萎蕤、木瓜、扁豆、石斛、白芍、前仁、茯苓、茯苓、甘草方，服六劑，精神已動，漸進飲食，調理旬餘而健。

吳氏，年七十歲，患霍亂，轉筋，自製連樸飲之，嘔而瘥。

連朴飲
製朴、川連、菖蒲、
半夏、豆豉、焦梔、
蘆根

霍亂

宗真武 附子參苓芍 薑
仍溫宣通
微微脈轉有
起劑

寒濕白痢

一叟患痢下。色白不剌，不饑不渴，腹微痛而不脹，切脈遲微。進大劑真武湯加參、苓而愈。

白痢

僕患白痢，自秋徂冬半年間，致察脈細弱而乏，乾腰膝痠疼。與鹿角霜、韭菜、枸杞、杜仲、菟絲、續斷、白術、破故、木瓜、砂仁末炒熟地黃，十餘劑而痊。

下浦人痢下陡，晝夜不經行，不饑不渴，而有喉，腹痛甚於心胸。切之脈遲，平和，生寒濕也。與時行暑濕痢大相徑庭。

寒濕白痢

投薑、桂、萸、朴之劑數服霍然

痢

朱 患痢於越，表散、蕩滌、滋膩等備嘗之矣，勢瀕於危。始延診之，神氣昏沈，耳聾，脘悶，口乾，身熱，環臍硬痛異常，晝夜下五色者數十行，小溲濇痛，四肢抽搐，時時暈厥。曰：此暑濕之邪，失於清解，表散、蕩滌，正氣傷殘，而邪乃傳入厥陰，再以滋膩之藥補而錮之，遂成牢不可拔之勢。正虛邪實，危險極矣。與白頭翁湯加楝實、蓯蓉、芩、連、梔、芍、銀花、石斛、桑葉、橘葉、羚羊角、牡蠣、海蛇、鱉甲、雞內金等。

痢 瘧痢

前大劑扶灌，飯而抽厥，喊半日，帖然息，旬日後使能起，後斷清長，粥食漸進，半月後，腸胃之破損日見清復，用養陰調理而康。

○汪，病痢下，晝夜數十行，而即日補脾，胃速愈之一策，切脈弦滑并實，滿痛，因為事多，重用芩連，佐以查朴、延香、檳丸等。投七日而痊，畢無他恙。

虛痢

陳，病滯下，某延通因通用法，痛泄無度，唯懸不納，汗出息微，脈弱，眩暈，曰近多伏暑之痢。此將脫其証也，元將脫矣。投大劑溫補，脈候漸安，一月後乃得健復。

蕭某素患痿，多常服六君子湯，偶延至某診之，脈細數而兼弦滑，曰：六君極害痿症，痿病由陰虧火盛，津液受灼而成痿。彼服壯水之劑，痿可杜患，將來之患因何服補脾自疑之。后寒，脈陰不戢，頻服溫燥，咽痛，喉科治而不效，訊之於王，因謂曰：平陽無策矣，出是醫。此陰虧於下，陽浮於上，喉科前多未試也。大劑育陰潛陽，而痛自瘥，而喉腭皆白腐，因吸煙既久，毒氣薰蒸之故耳。今吸錫欸欸將漸退，愈後復患滯下，曰：今秋痢雖盛行，而此獨異於人痢

切勿以刺前法之蓋大迫津液。結而痰既。壞以煙毒。薰成
喉患。豈以煙庫之熱。而投激湯揚清之治。病雖愈矣。因借
之痰。為害多。素向來不道補前所禁錮。於腸胃至折
之間。而不能出。今廣投壯水之劑。不惟決江河。而滌陳莖。
豈可與時行之刺。同年而語耶。治不易法。令食。不減食日數
十行。精神不加。雖目之所。大解將正。汁膽甘濕得之帖。服而
胃之。痰熟若矣。

伏想

汪春□陸 患赤痢，診之脈滑數而伏，面赤苔黃，手足冷已時腠，當臍疑痛，小溲清少，伏熱為病也。乃大劑苦連槐（此大實症，何不用大黃條之）滑石、丹皮、砂仁、延胡、查麯、銀花、草決明、黃芩，兩服手足漸溫（清熱之效），而脚背紅腫起瘡，乃蒲桃大二十枚，回服後腹痛減（經熱下注也，若於前方加大黃為條，當不至此），苔退而滑，於原方去查麯、砂仁，加白頭翁、易海，其餘旬日後痢色轉白，而腹肋抽痛，乃去丹皮、滑石、赤芍，加雞金（熱久傷陰也，古人立下存陰之法，原以防此，粉法孩）、橘紅、生蒼，不解，兩服痛止，溲長，黃色亦已，脚瘡潰黃水不安，穀食進，更以用養胃陰清餘熱之法而愈（今法），自後此証

痢　熱降

此案步步合法，特一番為條之功，故覺少延時日耳，然係劇也，若其實者加為條之，當必不能服，此係病之所以難也。

每劑銀夜極兩許。為次半月而瘥。況至夏秋之交。誠古所未有之痢案也。

葉羔背熱泄瀉，咳嗽十晝不致，骨瘦如豺，言嘶氣逆，證之（熱／肺移熱於大腸）脈數大滑，汗多，苔黃，以竹葉石膏湯加減出入，劑漸以向愈。大解不極星燥，從而條養而康。

（竹葉石膏／竹葉石膏人參 麥冬 半夏 草米）

王兆痢下，眾投枳朴檳查之後，數脈弦，肢冷自汗，有不道救。脈向弦脹，少腹寒疼，切脈細濡，舌絳無津，是高年陰虧，伏暑傷陰。況乎若茹素，胃汁不充，加以燥烈之藥。

津何以堪？（添陰以養液，兼調肝氣）用北沙參、銀花、霜桑葉、白芍、石斛、木瓜、甘草、楝實、扁豆衣、鮮稻頭。鼓劇痛向漸去，汗止肢溫，加生地、麥冬、柿餅、蒲桃乾、蔗汁以添液，居然而痢止，食加，惟舌光紅，舌面乏津潤復常。陰液之難充也如此。

孫年逾六旬，脉象六陰，梅毒未發，後患音啞，痰嗽，舌絳無津。亞英用甘涼清潤法，音開而嗽不已，詢之彼夜精屢帶下，舌堅潤赤，臍旁星聚，按之起伏，舌絳枯絳，問渴不饑，人皆危之。藏熱由府而出。痢不足慮，第高年陰液難充，不能全[illegible]

痢

涼潤之方。萬稚說燥。甚則之必。竟服犀角、地黃、知母、銀花、菊花、豨薟、麥冬、白芍、石斛、楝實、苦參十餘劑。痢止而臍旁柔軟。因去犀角加西洋參。又服兩月始解燥矢。而便徹胃甦。又服半月。復得暢解。舌亦潤澤而愈。

高季英。帶下已累日數十行。年已五十又歲。自去秋以來。漸形疲憊。即服補劑。致是痢。其某往用温補。勢乃劇。更診之。其脈弦細而遲（脈弦濇實）。為浮躁。時面赤自汗。且吸受暑邪。誤作虛治。幸予所言。極望之能轉痢。一誤再誤。邪愈盛。盡也

白頭翁湯
白頭翁 秦皮
黃連 黃柏

彦美以白頭翁湯加苓、朮、芍、草、梹、解、延胡、鉄花之劑，身減，又劑而安，繼以調補，竟得霍然。

孫以七十之年，患滯下，投初為暑熱，以清降藥下之，隨服不讓，繼劑連投朮、朴、夏、蔻、生薑，漸至咽痛口糜，唯或嗽口，諸醫退補，予嘗乃延診之，見脈滑數，上溢，身熱面赤，渡之予眠，苔厚，痰多，時時出汗，至劑，痰內中，周而復始候，第以診脈參之，豈是陽虛欲脫，實由升散過燥之劑，故乎陰液，肺胃之氣窒塞，不能下行也。與大劑甘清之藥，一劑知，二劑劑已隨以生津，既至，痢亦易愈。按此等痢症，古書未載，而治法鮮陳，世人但守成法，而不知變通，治而不愈，諉之謂危，治屬高年之病，而亦不之察也。孰知有隨時而轉之妙法耶。

矣。秋患滯下，腹痛異常，經治之，形瘦脈數，而語言微弱，乃陰分極虛，肝陽熾盛，伏暑而痢。治法不但與寒痢迥異，即與他人之伏暑成痢者，亦當分別用藥也。（亦過治伏暑成痢之不）與白頭翁湯加知母、花粉、銀花、丹皮、金鈴、延胡、沙參、芩、連，服之，後日漸減，而右腹疼脹拒按，為加金鈴子、烏藥、蓬术，三劑而消滯

理中
泉不參
壬寅廿

下亦愈，惟薄萎弄(?)，升，而赤白汗，重加分數，潛陽而愈，（此方頗欠陰柔）

高母年踰花甲，體豐善啖，張某向因參术而致，今秋患白痢，張謂之濕滯也，仍以理中加減，病延日頃，因疑老年大衰，參要之權，而前中復加附子，白痢未減，而腰腹且疼，不食不潤，嘔噦，逆甚熱，熱勢已危殆，延視之，脈洪而滑，數極，日暑熱毒，即以補方中投以芩、連、杏、朴、麴、滑、梔、銀花、海蜇、雞內金之類，一劑溺行痛減，而痢下仍白，至女而唇面圍之症乃去，前服補方，白痢已止，今服涼方，白痢復作，其之病本痢

通達之論也
醫所宜知

久寒涼藥不可再用矣。曰：之頗近理。使從思聞之。必須澀補。但病機隱伏。附識邪氣前此之止。然邪淨而止之止。凡邪留補而不行之止。邪氣止而不行。是以痛脹死。夫須止其痢。適截于之痢。邪之手。新痢之際。要鑒其要于證也。世人但知要其于證之宜通。而不知間有不可妄通者。但知痢之痢之當止。而不知邪未去而須止也。其害接不止而尤甚也。今邪未淨條而以澀補藥塞塞其流行之道。以使邪不能出。遂而上衝。噤不能食。是之痢證之所畏。若以通降滌蕩之劑。搜邪掃滌。惟恐其去之不速。

坏反以白痢，得作为疑。岂非留此垢滞于腹中，冀其化脂膏而填空隙耶。竟医议未愈。

徐案　病痢，里作空，医谓虚，广服温补之药，痢出觉后颇痛不眠（遂谓脉实，腹按更燥，背热气闷，口渴不欲，按痛且胀），察脉细弦，脉形鼓，舌绛无津，肌肉瘦削，暑热胶锢，阴气受烁。与北沙参、内医藁、苓、解、楝、豆、银花、桑叶、丹皮、阿胶，令白头翁汤合剂。次日里急渐减，痢出为热，病家不解，问故。曰：热证误投热药，热结而大便不行者有之；或热势奔迫而泄泻及大者有之。至误服热药而痢出为得者，殊不多见也矣。

痢

性堅者。施而久服之後宜。又以脈證參之。既為暑熱。然暑熱之邪。本無形質。無以滯下也。必挾有中有形之垢滯。故治之之道。最忌補澀壅滯之品。設誤用之。則邪得補而愈熾。滯被澀而愈塞。耗其真液之灌溉。阻其正氣之流行。澀耗則出納之氣俱。則覺泛。大凡有形之邪。皆能阻氣機之周流。如痰滯於中。胸則覺泛。積滯於府。臍下則熨之熱。皆耗真液。人不易識。予曾治愈多人矣。何謂育陰除熱。病乃漸痊。

戚姓病痢。來某以年老。而不食病痢。店之暁。漸至少腹結痢疾起初即補，變出噤口者有之，延為休息者有之，即愈補而固結不解，須有明眼人為之條理，實可歎惜。

塊作痛異常，大瀉氣陷者，不知凡幾，晝夜百餘行，五色兼見，呼號欲絕。延診之，脈弦沉濇而數。因謂曰：縱使暑熱深受，見證實亦是耶，此必誤補所致耳。夫痢疾古稱滯下，明指下而言，滯而不通也。顧名思義，豈可以守補之品更滯其氣，燥烈之品再助其虐乎。及檢所服諸方，參、芪、术、薑、萸、附、桂、粟殼、訶子、椿、烏梅等一派與病相背之藥。曰：彼豈僅於此哉。畏虛而補之，見痢而止之，惜徒有欲愈之心，未明致愈之道。幸未噬臍，尚可希冀之。遂與葛、蒙、楝、芍、芩、連、橘、斛、

駐車丸
黃連、阿膠、茯苓、當歸、干姜。

查麴、元花、烏梅、別甲、雞金、龜板、海蛤，出入互用，數帖漸安，繼加駐車丸參服，逐日強健。

管氏自去秋患赤痢，多醫罔效，暮春延診，脈弦數，苔黃，滿頭脹，腹脹而墜，且熱有花，用白頭翁湯合金鈴子散（金鈴、延胡）加芩、芍、厚朴，吞駐車丸，漸可而愈。

朱母患帶下，醫聞色白，而與升提、溫補，旬日後，肢冷自汗，虛脫肛墜，羣醫束手，慮予，虛脫由前誤耳，與大劑行氣豁痰、清熱之方，果然吐痰而痢愈。

又[illegible]令時患吐瀉之後，重見神昏肢搐，大渴，舌腫喉痛成熱，危險異常，察脉細數，与白虎湯，加犀角、生地、銀花、石斛、梔實、延胡、芩連、滑石、丹皮、木通、甘草，稍[illegible]二帖後，熱退神清，溺行稀少，乃去犀角、草梢、丹皮、滑石、木通，加砂仁拌炒熟地、山查炭，服之漸安，半月而愈。

痢

又　瀉

擬以古稀之年，而患大便時溏（難治不致），象鶩，見於春、冬、秋之際，殊乃土虛木賊也。因出從前諸方閱之，皆主溫補升陽，其理原不背。至義則未其耳。如薑、附、肉蔻、骨脂之類，氣熱味辣，雖能溫臟，亦助肝陽，肝愈強，則脾愈受戕。且辛走之氣，而性能通泄，與脫者收之之義，大相剌謬。而鹿茸、升麻，可治氣陷之泄，而非斡旋樞機之品。玉熟地味厚滋陰，更非木（土）受木賊，脾失健行之所宜。縱加砂仁拌炒，終不能革其膩滯之

又　瀉　風木行胃

惟方之用之無怪乎愈服愈陽，徒藉景岳家必及胃為貴也。爲異功散加山藥、扁豆、蓮子、烏梅、木瓜、焦谷芽、茯苓、石斛、綠

穩，服之果致恢，守百日，竟得康強。

扶陽抑陰，加以收攝下焦，須看其為之病，針縫相對為要。

楊歸瀛，居寒傷，久治不應，見風未行胃也，彼之石行，另招張

某大進溫補，乃致腹脹不食，夜熱不眠，吐痰纏綿，頭疼為

勝。所視之，先投芳潛，佐辛通，以治其首。繼以疏苦息風安胃。

兩月乃瘥。續與調補，服之而康。

異功　參朮苓　草陳

分娩

一少婦分娩，胞水早破，胞澀不能下，俗謂之瀝漿水生。備生藥，遍試不應，令買鮮豬肉二斤，洗淨切大塊，急火煎浮（吹）去浮油，恣飲（湯）少頃，母子皆生。且云：豬為水畜，其肉最腴，大補腎陰而生津液，予嘗用治胃火枯涸之消渴、陰虛陽越之喘嗽，並著奇效。仲聖治少陰咽痛，用豬膚，亦取其補陰虛而救浮陽也。惟外感初愈，及虛寒滑泄、濕盛生痰之證，概不可食，以其滋膩更甚於阿膠熟地諸藥也。

分娩　保胎

未產先半產、每懷妊服保胎藥、卒無效、今秋受孕後病嗽、視之、予屏退補、佐以清肺、或詰予故、曰、胎之不固、或由元氣之弱者。宜補正。或由病氣之侵者。宜除病。今右寸脈滑大持〔搏〕指。是除其病。正所以保其胎。焉不知其所以然。而徒以補爲保胎之藥投之。則肺之氣愈塞。欬逆愈甚。震動胎氣。其胎必墮矣。胎之良訣。何其誤哉。

半瘧

此症人投滋陰者，而竟以陽和愈之，可見要在辨証，不在執方也。

當歸補血：黃芪、當歸。

小建中：桂枝、甘草、生姜、白芍、大棗、飴。

張 自春向半之瘧後，潮熱有時，近於季秋，屢服滋陰之品不愈。近診按脈數甚，投當歸補血湯，而熱退後以小建中愈之。

通陽泄瘀，降氣清暑。

顧 半瘧後，因喫飯脘痛，人以為停食也。近以清導，痛甚潮熱。此則胃陽兩阻，暑邪鬱結，日晡非潮熱發，清導所療者。旋覆花、絲瓜絡、蓮梗、薑黃、竹茹、貝母、枇葉、蘭葉、通草，此方一劑知，二劑已。

半瘧 暑熱 脘痛 脈滑

肝主疏泄，腎主閉藏，兩得而不泄，是腎失其閉藏之職矣。若開張，是肝木太過，猖行其疏泄之權矣。填補腎陰，即以涵養肝木，加黃柏之苦以堅之，螵蛸之澀以固之，用藥之法，故效信捷。

金半產後，常多不攝，淋漓數月，帶瘕，季夏診視，兩尺虛浮，左寸關弦弦，以三甲、二至、地黃、側柏葉、螵蛸、黃柏為方服之漸愈。仲秋受孕，病久初痊，未經培養，適當其權，每向胎墮。

胎前產後，疑似極多，號曰專科，尤難措手。唐氏汛經一度後月個行，方疑其病，診曰：尺雖小弱，來去和緩，是娠也。即發，甫三月，其胎漏而墮。墮後惡露雖行，而寒熱頭疼，時或自汗，且覺冷自心中出，眾謂類瘧，多進截瘧之藥，病日甚，復延診之，脈

來脈實不鼓，重色紫黯，乃瘀血為患耳。予桃仁、澤蘭、山查、茺蔚、

血虛之者，宜用當歸身

旋覆、紅花、丹參、通草、琥珀、蛇蛻、絲瓜絡之劑。服後腹大痛，下

瘀血如肺者一枚，次日諸恙較減，乳汁大流。再以前方去通草，

加秦葉、枝之，服後腹仍痛，服下瘀塊累累，而諸恙頓失。或問

先生：當下之產後腹無痛苦者，不可妄行其血。此證惡露已行，

腹猶痛脹，何以斷為瘀阻而再行其血耶？曰：正產者脈緊帶

澀，諸經絡脈之血，與事流通，而有瘀停，必形痛脹。隨胎

又瘀瘍未熱，強攝于臟，而有未化之根株。不該一腐去盡。

半之產　瘀血娠崩

所以脈雖隆，而諸經陰脈之血，革而來溢，皆著頭出，深者爲留。況是血脈之艱，如以淫升之激，撓其順流之勢，定至於出之擾，乃則錯中。脈病實作，當以循經通絡宣之氣行之瘀之法，導使下行。故思絡雖通，而經猶痛、瘀未來。然必有脈舌味可察可徵。如謂不屬陰脈，皆有是證也。

杏仁、嫩前、而肩胛、脈絡、不錢、大劑生地、銀花、茅根、柏葉、青蒿、白薇、黃芩、續斷、橘皮、膠、藕節、胎髮灰、海螵蛸、石決、秦不、斛、生牡、茯神、越鞠、胎陰、陳皮、胎楂、石斛、六味，加犀角、竹茹之類。

而後或謂肝主宣泄之權，所以咯出咳熱，殆不以陰虛病也。夫血因熱而崩，肝因崩而陷，崩不止，肝陷之，從熱即化寒矣。若芪术薑桂樸炭之味之類，隨補隨澀，既助其熱，血益奔流，又害其氣，肆亦陰清。致統以上諸症，投芩連黑梔，用犀角、石膏、元參、知母、花粉、竹瀝、青黛、銀花、丹參、石斛，旋以青蒿、白薇，大劑投之，神氣漸清，自汗又息，經平，繼去犀角加生地服兩月全愈。

血熱經崩

駐車丸

伏暑

產後

朱氏，六年四月分娩，七月患赤痢，其家謂產後之病，不敢服藥，延至冬季，肌消體燥，見食即嘔，診之，左細，右實而數，伏暑為病，幸未誤藥。以沙參、陳倉米、歸身、續斷、赤苓、扁豆、連解、石蓮、荷蒂、柿蒂、杷葉、橘紅為方，送駐車丸而愈。

產後　伏暑

肯熱

高，孟夏分娩，發熱初起，蓐勞乳，數日不退，產科治之，初扶陰

邪逆以清解（此邪在之微，識多不墨，亦逆而所眩），而大便滑泄，逆後復大燥，其泄不減，請掃之。樓

脈洪數者，此可用黄芩黄連，因津又大，小便不行，可踈白頭翁湯加石

膏、犀角、銀花、知母、花粉、竹葉、連、梔、桑葉等之，服後復診，脈

證較減，脈見大弦，得止熱退，以去白頭翁湯，加生地、元參、竹葉

貝，服來日始解，然邑燥矣，而眠食漸安，第腑藏之邪雖

已清除，而經府經補以熱，邪熏蒸於膜絡之間者，須養穀

廓於胸脅之間，食有悞守而后法，復入蒲公英、絲瓜絡、橘葉、

菊葉，服至劑後，於秋愈，而天癸亦至，日甘休，脈於產後宜復

余嘗曰：病不易識，識不易真，真不易藥，藥不易合，合不易用，用不易服。識此宇宙間第一難事也。

之誤，誤後重，世俗即使從補而愈，病家不怨，醫者無憾，或其傳變，誰其任之！

趙，嫂，外感生化湯三帖，更因熱致嗽，嗽之數，昔熱，進投四物之令其湯，痛日以甚，半月後增延診之。脈象左弦急，右洪滑數，苔黃大渴，譫語嗽痰，惡寒頻作，唇燥乾燥，是因陰虛之體，宜其邪多，木火上浮，續著外燥。津液大耗，已有伏痰之候也。亟予營衛兩清，冀其免他變。徑以白虎加減投之，且以西瓜汁助其藥力。熱勢日漸下行，已便九大，次熱落大半，下延產癱。

產後　葆照

腰頸卬漢、陰汗濡傷、脈浮空數浮大、使性善嗔、口乾多夢、皆本少水源。燥津冒悔之見證也。宜以白芍、當歸加龍骨、三甲、甘草、木瓜以育陰潛陽。餘糧、石脂丸中、加梅、連以息風鎮胃。手日瘡口、腰脹、食加汗止、脈柔、熱淨、苔退、神怡。

餘糧石脂丸

餘糧石脂

陳嫂咳、音暮熱汗多、苔黃、眩悸、切脈弦細虛數、乃營陰水虧。餘熱外燥。風陽浮動。症屬之病也。方用元參、白薇、青蒿、生地、沙參、穭豆衣、石斛、制龜甲、竹葉。兩劑熱退、知饑、惟汗不止、去青蒿、薇、加龍牡、蓮心、龜板、而安。而後復受暑風外襲

壯[illegible]熱渴，[illegible]不饑，觀物皆赤，治投白虎加西洋參、竹葉、蓮梗，
一啜而瘥。何以鎮攝肝陽，養陰而愈。
何[illegible]之娩，[illegible]便瀉一次，即發熱，痙厥，譫語妄狂，察之脉
弦滑，惡露仍行，且此胎前伏暑，乘新產血虛，痰滯而發
也。以大劑犀、羚、元參、竹葉、知母、花粉、丹皮、梔、銀花投之，徧身
發赤疹，而痙止神清，以清補調之而愈。
戴產後，惡露不多，用山查、益母草湯煎，連服數日，遂
發熱自汗，口渴不饑，[illegible]暈[illegible]脘，徹夜不眠，視之曰：此乃屬
產後

痙厥 陰虧發熱

陰虧。足亦隨脈而痛。雖無盜汗甚少。但其脹痛之苦者。不可妄投苦餅。溫燕薑每山查、不特傷陰。且耗散之氣。而攣澀耗。津液有互調之勢。即仲聖所謂其陽也。蓋人身天真之氣謂之陽。陽之根根於津。陰化於液。津液既奪。則陽氣其根。而脈單。陰足不能生而其療。若補氣養陰。則舍本求末。氣足不能生津液也。惟有陰除滲流。使津液之而氣足自復。處方其百藥。以西洋參、生黃耆、龍骨、牡蠣、萎蕤、百合、甘草、麥冬、生薏苡仁、扁豆、石斛、木瓜、桑葉蔗漿投之二劑，身熱較昌而愈，係以滋填陰分，服之而健。旋產後四肢牢痛，前治固效，然謂其成癱瘓矣。近已踰月，邀視之，脊背偏痠，呻吟不息，脈數而洪，舌絳，大便日此非風溼之病，實屬血虛損去。遂為服藥，諒皆滋補祛風之劑。豈血耗傷，血足則動，醫者弄假成真，必生偏廢矣。精血之數，所損耳。下田章其依足於陰，陰液須亟為滋陰。產婦之人，而治此證，縱不即死，難免不成蓐損，因與大劑滋陰壯水之藥，一劑知，旬日安，匝月起。

產後

偶書 藥之誤不行

不寒不熱真
陰不足血熱之
所剩　滞

生化湯
古師竹之子宜姜
益母　桃仁

于制人損以惡不能不行，或勸服生化湯，詐曰陰不足而熱
天冬、麥冬、蓮鬚、赤砂糖、參服也。以生地、丹參、丹皮、益母、艾
蘄艾、茯苓、桃仁、山查、厚朴、澤蘭、歸、均投之，即發且產前熱
而易健，下見体質不齊，苟難概用，可不辨證而施治耶。
凡世俗多用生化湯，是以一定之死方，療萬人之活病。体寒者
固為妙法，而血熱之人，或氣虛血熱之亂者，而一概投之，輕則
變證蜂起，重則暮損，然不知產後之常事，不知其
由生化之屠腸，但景岳最偏於溫補，殊於產後宜溫之謬

說，蓋由未入仲景之宮墻也。

仲夏酷熱異常，近傳受暑死者甚多，即古所謂中暍也。而不出戶庭之人，亦有是病，延醫不及，且醫亦不識此證。雖身死不遽冷。且有口鼻傳受者，是暑從吸入，直犯心藏也。雖新產婦人，陰血大虧，熱邪易熾，故死者尤多。唯六一散，既清暑熱，又行瘀血，當此酷暑之令，誠為產後第一妙方。特為指出，幸救將來。

產後諸病，首必通瘀，然有不可以常理測者，因新產後暈汗。

產後　中暍　暈汗

（眉批：滋陰鎮逆，何曾行血之品，斯靈動而有常。）

目不能開，心若懸旌，連年至惡露液，按其脉有數急弦數，大之形，方以三甲、石英、丹參、琥珀、甘草、小麥、穞豆衣、茯神、柏印安，數服而愈。或詰其何以知非瘀血為患，曰此陰虛之体，營液大虧，風陽上冒，雖有惡露，胸腹皆舒，豈可誤作瘀衡而妄投破血之藥耶。

有撓後，陰戶墜下一物，形（亂者不圓）如毛丸柿，多方療之不收，下而三日始求診，令以澤蘭葉二兩，煎濃湯薰，而復洗，隨用海螵蛸五錢，五倍子、甘草各分，研細末摻之，來即收上，後用惡露不行，白

帶時〔前方除桂心、吳萸，加牧度、益智〕乳汁全無，兩腋作痛，因此血虧也。乳為氣血所化，
復必不勝。前證亦屬大虧，今兩論治，毋庸診脈。用黃耆、當
歸、甘草、生地、杜仲、大棗、橘葉、膠、蓆、蒺藜，羊肉湯煎
藥，服後乳汁大充，久服乃健。

𤺋產後，昏譫汗厥，肌膚浮腫。醫投補香、破血、祛瘀、安
神之藥，皆不效，特延診焉。詢知惡露同行，此證屬驚家，必
以為奇病，然實易愈也。況查女科諸書載有，方用石
菖蒲、膽星、旋覆花、茯苓、橘紅、半夏各錢，飲六神湯，凡產
產後 血虛、墜物、痰飲、嘔吐

後要霸行，而患諸者多屬虛證，乃誤投攻補，此方最著

神效，久方服之良愈。

倪，新產數日，世俗自作，唯性不同，專科謂和之禁，不敢任

用。諸脈虛微，纏綿，證極可慮，宜急補之，庶不及矣。用東

洋參、當歸、桂枝、炒白芍、桑枝、木瓜、而差、茯神、杜仲

必在其矣，是大至，投以四劑，漸以而安。所謂新產後用參者，大補而

又當識其時，亦有真知灼見者，不能也。

張嫂氏，即發熱，服生化湯之帖，熱益熾，而背赤疹，[?]之[?]

清解不應，粗覽之，診其脈弦滑而數，面赤鬱熱躁，胸間灼熱，肢體而痠，兩肘皆痠，痛至大指十指，舌上亦有一點痛礙，水飲，大便不解已旬矣。曰：此系傷暑之伏暑，且有蓄毒。而誤服生地湯，以助其虐。幸初投即用清解。尚不致於皆陷，以犀角、地黃加羚羊角、滑石、知母、銀花、花粉、人中白、姜竹茹、黃、貝母、桑葉、梔子等劑。病者頭痛而喜熱飲，曰凡胸中有熱痰阻礙氣機者，皆如是。不可以其喜吐痰，而疑受寒之妄也。近可怙，服後大解。數吐稠痰，而熱甚皆減。隨即清

產後　發熱　嘔吐　虛熱　脈浮

滌除熱從下滲補真陰而愈

吳新之產後，嘔吐不止，渴水不能下咽，頭痛，瘧多黃色，目昏，因

此痰從肝之氣上逆，故用吳以降之，氣降則嘔自除

蘇梗、橘紅、吳萸、茯苓、陳皮、薑皮、柿蒂、紫石英、竹茹，一劑知，二劑止。

慎氏產後，腹脹，心下滿，面浮足腫，與八味從陰補，月餘不效，疑為蓐勞，視之黃色而帶，小便通暢，究似之氣虛之証，惟脉之模糊，重按微弱之形，因與丹參、滑石、澤蘭、茯苓、甘草、蘇梗、陳皮、

兼行瘀利水之法

桃仁、海螵蛸、五靈脂、蓬莪、鼓脹中瘧

趙，嫁後患浮腫，以甘麥、大棗、烏梅連之法治，漸輕減，後而又屢產補，遂致腹痛減餐，日下數十行，皆黃白黑凍。白蒲桃之根、上紫金丹，復予仲景當歸生薑羊肉湯，每劑參、鴉膽仁二十一粒，以龍眼肉包衣，吞而服，不使觸及齒，即遏減，再以滋養奇經之鹿枝、鹿霜、歸、芍、杞、菟、甘、烏鰂、雀卵、蒲桃、蘇等藥，調理而痊。

陸，產後經旬，偶覺脘痛，專科因經補藥（脘痛何以投溫補，不問可知其誤矣），因寒熱氣逆自汗不寐，證因不能解，而以附桂，水自流以溫薑，以煨，竟不納谷。

產後　患浮

肝陽侮胃

愈之不起矣。診之脉往數而滑，因本屬陰虧（之虛陰血虧，肝失所養，故陽猖獗），肝陽侮胃，誤投溫補、澀滯之劑，氣機全不下降，以致諸證蠭起。醫者見為邪熾，是未明乎故也。今以沙參、竹交、楝實、延胡、尾連、橘、貝、杏、斛、枇杷葉為劑，肺以和，肝胃復寧，標即安，但少腹隱隱之作痛，旋前方去楝、貝、竹交，加知母、蛤粉、茯苓、白芍、橘核、海棱、海蛤，乃解（以脘痛之根），宿垢而痊。

金宗之虛證，飲惡安逆不行，胸悶之疾多久，以北沙參、石斛、生之黃芪、生之扁豆、燈表、豆卷、石斛、竹茹、枇杷葉、橘白、茯苓、甘之屬，數劑而安。

凡痰飲由風之人，照寒熱治皆是，不接水皆以為之寒證之異，不知皆痰飲為患也。

論飲六神
半夏　陳皮
茯苓　全福
菖蒲　膽星

葛左　產後背熱，醫主生化湯加減，病立劇，延診之，脈象濇微數日，素體陰虧，熱自內生，新產之後空虛，是以背熱。惟證妄皆積，最是棘手之證，得甘熱飲，宛似虛寒之據，宜其指風寒，而表散疑竊，急以攻通，悟之炮薑、人、桂、枳，陰愈受劫，病乃日加，幸而疾防由減，津液未復，閱謂與論飲六神湯去橘半，加西洋參、生地、竹茹、細生白芍，兩劑數日而瘳。

宿嗽
朱婦　產後惡露不行，而宿嗽頻發，以丹參、桃仁、貝母、茯苓、

產後　背熱　宿嗽

滑石、茯苓、桂枝、通草、恰麦高佐紫菀、山查、緣介子、茺蔚子、旋覆

琥珀、出入為方、三五而愈、

肝鬱氣結

高偶患腹脹，緊接泄瀉，漸至有形之瘕，時結衝逆吐痰，豈作為虛寒之疾，徒補之，而備嘗，飲食日減，其瘕日增，形肉漸消，欣指半載，甲辰延診，脈沈弦而見滑，大解不暢，小溲渾短，苔色黃膩，乃肝鬱氣結。鬱則生熱。補則凝疾之危。梔、萸、連、元胡、烏藥、旋覆、鬱金、醋炙甲片、橘、苓、夏、木香

此由陽之氣鬱而化沖之象

服之，痞雖漸減，時發寒熱，四肢痠痛，或疑為瘧，因此氣機宣達，鬱熱外泄。病之出路，豈可截乎。參以秦艽、柴胡、豆卷

清熱除飲，條達肝氣，兼舍伍

肝鬱氣結　陰虧肝盛

羚羊、鵬砂、桑枝之類,進而寒熱漸息。攻衝亦止。按其腹中

堅硬。時以龍薈、滾痰丸清導之。飲食遞加。漸次向癒。

陳至秋患感冒,與表散、溫補,病隨益劇。八月初,延視之,目瞪

神呆、氣喘,時作譫語,不識便溺稀水,肢搐而厥,人皆以

為必死矣。察其脈,弦而數,乃陰虧肝熾之質,提表助

其升逆。復補滯於樞機。痰飲膠擾,風陽肆擾。與鱉甲、龍

牡、旋、赭、苓、連、楝、貝、蒿、麥、膝、羊、犀、鈎、甘、菊,息風鎮逆,清熱

滌痰。數帖而愈。

鬱

胡氏患乳房結核，外科雜投溫補，核漸增而痛脹日甚，則致頭清風燥，夜熱減餐，胃痛，核痛，日鬱積情懷，從補實（豈有本無益而增其二病矣）。遂初以蠲痰開鬱之劑，吞服茶丸，痛脹遞減，熱退能餐（因疾補之後始用此丸，否則了無之效）。月事不行，改投歸脾加減法，服半年餘而起，計前後計用川貝母各斤，地亦稱是。今年因悲哀，陰虛發厥，與甘麥大棗，加龍牡、龜鱉、磁石、金，而能眠，不夢矣。

鬱

所致諸症俱屬痰熱，与經絡之脉相合，但要則根底不堅，初方乃急則治標之法，次方乃顧及根本，亦不易之次第也。

肝火

吴，年逾花甲，素患脘痛，以為虛寒，輒服溫補，久而益劇。診曰：肝火宜清，彼之不信。延至仲夏，形已消瘦，候甚浮腫，脇背刺痛，氣逆不眠，心辣如焚，善嗔畏熱，大便時溏，飲食下咽即吐，諸醫束手，乃邀診之。脉弦實而數，与竹茹、連、杷葉、知母、梔、旋、赭、石[illegible]而吐止。飲食雖進，氣急未已，投大劑沙參、生地、龜板、鱉甲、女貞、旱蓮、桑葉、丹皮、銀花、茅根、貝、知、柏、杷葉、菊花、竹茹，出入為方之三十帖。後周身發瘡，瘡而腫漸消，右耳出粘稠膿水而得止，此諸恙

肝火

心火肝風

之伏熱，得以宣泄也。但以此方令其久服，當愈。

○黄，寒熱煩躁不眠，衆見手搐也，投以從前方，因而狂妄瘛瘲，多方不應。余視之，左脈弦細而數，右寸滑，乃陰虛之體，心火熾，肝風動盛而痙，盛於中也。先以犀角、羚羊、桑葉、菊花息其風，元參、丹皮、蓮心之屬使清其火，又貝、雪羹，俟其痙而劑而安，隨与三甲、二至、磁硃潛之陽，甘麥大棗緩其急，地黃、麥冬養其陰，漸次康復。

發熱惡寒，抽搐自汗，皆桂枝症。此人必陽素虛，因汗出而益耗其津液，肝失所養而上衝，肝胃失所養而上衝心也。

建中：蜀椒、人參、干姜、飴。

一男子患發熱惡寒，肢搐自汗，少頃之氣上衝胸，訶痙已，隔日衝虛風。余診之，經脈久偏，肝風內動，与建中去飴（建中之力主，飴寄去，此仍是桂枝法），加龍牡、石英、淮麥、棗枝，數帖而痊。

高枕，骨小肉脆，質本素虛，年向經涉，煩勞不節，痰症，心營耗損，夜汗耳鳴，偶某進涼陰法，病日甚，寤寐不安，肉跳動，兩關弦滑，舌白膩，是乃心肝之火內熾，胃府之氣不降，陰虧固本乎質，涼填未可爲非，然必升降先調，而後補之有益。（枯舌濕，業服者宜謹識之）

擬 某炒黃連、石菖蒲、天冬、丹參、柏子、石斛、小麥、知母、麥冬、竹葉、蓮子心，服二劑後，續方去麥冬、黃連，加桂圓、龜板、地黃、石決明、石磨。

許右（心陽外越），夏初患感，經針之十餘日清解，病不暇減，邀診之，脈左弦洪數，右大，左手爲尤，大渴大汗，能食多言，面赤足冷，微有不

心肝火熾　心陽外越　心悸

眩曰：陰雖虛浮，而其陰亦虧。久傷思慮，以陽外越，內風鴟張，幸遇我手。來按脈數，而乏寒熱，兼龍、牡、牢、珠、龜板、鱉甲、目盲、時感竹葉、辰砂、小麥、元參、丹參、生地、麥冬，五大劑投之，外以燒鐵淬醋令吸其氣，收攝精神，止其汗。揚生附子貼於湧泉穴，前服二劑，漸以而愈。而陰不易復，頻灌甘露，除鎮目餘，猶能起，揭李夏錄行。惟情志不悅，易生驚恐，與麥、參、熟地、石英、茯神、龍眼、甘草、大棗（一二七不易之法）三甲等以善其後。

（心悸）陰歸焉，心悸，肢冷汗冰，察脈浮弦而數，方實、青葉、茯苓，乃陰虛陽越之照。

元參、三甲、龍齒、石英、生地、牛膝、茯神、甘草、蓮心愈　原方根前子

眩暈

患眩暈，醫謂上虛，進以參耆等藥，因而不食不便，煩躁氣逆。診曰：下虛之證，誤補其上，上氣不實而不降。先當治藥，然後療病。與卮、豉、苓、桂、枳、橘、菔、貝，一劑，腑道便行。兩用滋陰息風法而愈。

比部尼某，體厚濕[illegible]，仍患眩悸，醫以為虛，久服溫補，漸至[illegible]腫不識。延視之，脈甚弦滑，舌色光絳，主清痰熱，並撤補藥。彼不之信，仍服八味等方。季夏再診之，脈數七至，眠食不廢。

眩暈　眩悸為厥

不可救藥矣，未及秋而棄世。

李某感暑，忽然昏厥，目斜口噤，一息奄奄，然不及灌藥矣。曰

牛黃丸：犀黃、硃砂、黃連、黃芩、山梔、玉金。

隨來具視之，見其面色灰黯，戴眼口閉，按之脈息不續，與菖蒲

至寶丹：犀角、玳瑁、琥珀、硃砂、雄黃、牛黃、龍腦、麝、安息、金箔、銀箔。玉

膽星、竹瀝、姜汁爲劑，和入童便，調以牛黃至寶丹灌之，應杯而起。

張某感暑，服暄散，厥，診云有環二變，自後傑然昏厥，目

寅至辰不甦，連視之，脈伏而促，隨與大劑犀、羚、黃、貝、知母、花

粉、元參、銀花，調以局方至寶丹，灌下即安。

徐婦，性狂，患痢，服投溫補，胸腹痛極，昏厥，咽痺，水飲難下。

診之，脈濡數，舌絳燥，亟吹錫類散，灌以犀角、元參、海蛤殼、貝母、[illegible]、知、解、至根、射干、銀花、梔實、諸品，服下已松，咽腫之疾隨愈，續用甘涼清熱而康。調之。

王婦年五十餘，初患左目赤，漸至發熱，醫投溫散，使汗而厥逆，以補劑，少頃，宿瘕攻痛，勢極危殆，乞診之，脈芤弦、虛，舌絳而滑，與旋覆、橘核、當歸、元胡、金枝、石英、螵蛸、茯苓、川楝、萸連，數服而安。

王氏夏患膺痛，孫某以為氣也，服吳萸、當歸爲數帖，膺痛稍愈，膺厥，咽糜。

桂附回陽在二帖之間，熟地之陰柔可得附桂之剛燥，誤投不錯，如何中乎過功。

而脘痛，昨日寬也。加以附桂，痛不止，而漸覺疼多，昨日肝腎不足也。重用熟地、枸杞，漸至昏厥。診之，脈沈而有絃，滑且數之象。因陰血已虧，復補引動肝風，燔于津液而疼之，頂乘風而上。此暈厥之由來也。陰液則奔流經絡，四肢因而抽搐。陽氣愈逆於上。宜平肝異塞而降濁，氣不能下達，是以使滯不饑，遂為大劇。甘寒息風，化痰，佐以涼苦，泄熱清肝。一服而漸覺其遏去。

〇又：歸，患眩暈，脘痛，筋攣，吐痰，間飲不饑，咽中如有炙臠。未和肝開鬱清痰

某為復胃痛，痛甚劇。診脈弦滑。按茹貝、萸連、旋赭之屬，甘降帖而平。左棟、松鬱、雪羹。

溼感厥逆

濮，素虛，起即四肢厥逆，脉伏，惡寒發熱，頭頭痛，左手甚以濕，困與（解表）蔥豉二帖，熱雖退，脉仍伏，四肢冷過肘膝，尤甚，解散欬，人皆疑為虛寒，且以此証，僅作陰厥。然倘飲溫藥，其情已不誤。豈知濕極一起，即一厥，不必定其為寒也。往投疏解，熱而復發，兩肢冷，脉伏如故。幸病者坚信，服藥不疑。乃第昔大便溏出，紅水淋，則骨痛，惟益煩燥，微有不暢。人更危之，曰熱邪瀉之下行。予謂轉機，以白頭翁湯，加銀花、通草、苦參、茵陳、滑、知

溼感厥逆

斛、丹皮、桂枝、羚羊角之類，投三日，紅水稍止，四肢漸和，腹有宿滯

譫語，用犀角地黃湯二劑，四肢熱而脈數，消渴，紫菀

厥，黃大為遺溺，病人自述寒冷，烘箱上，於時方加入元參、銀花

竹葉、生石膏、知貝、丹皮、斛，服一劑，夜間即安寐，而苦辣更燥

於時方復加夜交藤，服一劑，熱退而譫而汗多，懶懶之倦寐，小便

難解不通，因令生橘之汁，不通，補去其陰來復之，云用參、生地、萸

黃芩、桂、斛、知母，一劑，漸行宗漾，再服而息，苦退之，服而

神清言語，舌間津回，惟動痰不能吐，左偏引微痛，兼用加之茶、橘，以每

杜塘、又三劑之解，數天一次，或急追求

厥陰

周婦，患少腹疼墜，少溲數，轉而疼，曾投通利，不效，復以升提滲補，諸法備試，至於不食不寐，大解不行，小溲不啟，飲水，聞聲即生驚怯，曰：厥陰為病也，而今徒治太陽，先以鹹苦以泄其熱，繼以甘潤以滋乎陰，直至不親通溲之藥而愈。

此當是人疾用之氣結之故，采今丸之其通之氣故，急之不是肝陽之氣逆，蓋以其寇陽之證，安能愈矣

氏周，夜來寐後，晨飲酒解寒，適見人爭詳，即覺心跳吐，氣即逆奔，又喘，且肢麻手捉，語之難出，疑為急病，予友刺之，視之脈象弦駛，曰：有生陽升，飲醇則肝陽益浮。見人

肝陽病

鬱疾疑痰

爭詳。是餘以氣更亡逆，今當刺也。灌以蘇合香丸一劑，下咽即瘥。

婦患目疾，自春徂夏，治不能瘥，漸至膈中痞脹痛，今當食不能下，便秘溺澀，視之，乃肝鬱痰滯，而誤補以致弱也。脈結數而滑，與金鈴子散合雪羹，香當歸龍薈丸、陳皮、礞石滾痰丸。三投即效，服至二十餘日，其患皆除，眠食如舊。

金鈴子散
金鈴子、元胡索

丁氏陡吐狂血，時時自汗，切脈弦澀，察其紫黯，乃肝鬱凝瘀也。證非手愈，復恐難療。以丹參、丹皮、茺蔚、鮮地、赤芍、柏葉、鬱金、海蛤之方，自服予愈，其後忽然復吐不起。

朱娘患小溲淋痛，醫與滲利，益甚，證候不減，且滴瀝不止。脈診之，脈細數，乃陰虛肝鬱，化熱生風，津液已爍，豈宜再利。與白薇、梔子、金鈴、知母、花粉、紫菀、麥冬、石斛，服之即愈。（蓋小便何書以滋陰為貴）

再按：姑患痢，醫投溫燥止澀，致痛甚，而遍身發黄，飲食不思。視之，暑濕也。與芩、連、銀花、蘆根、桑葉、梔、梗、竹葉、茵陳、冬瓜皮，而愈。

阮氏患脅痛欲厥，醫見其體甚弱也，與鎮逆通補之法，而勢日甚。察脈弦數，左盛，是因忿怒而肝陽勃升也。便閉不暢，

肝鬱　暑濕　肝陽　脅痛鬱熱

口苦而渴，與雪羹、石、梔、旋、絳、元紅、丹皮、象貝，下左金丸而愈。

（此系肝經鬱熱之證，姜梔調肝之在乎樞致。）馮氏患左目脹起瘰，繼而痛及眉棱、額角、頭頂、腦、頤、脇，劇且難忍，又投風劑，其勢孔亟，診脉弦勁，余謂不識，與（固本）固本，合二至、桑、菊、羚、蒺藜、元參、牡蠣、鱉甲、白芍、知母、石斛、丹皮、細茶芽出入，五服，四日始愈。

（全是誤溫補之候，而開降氣化，痰熱平，病亦愈。）王室婦患脘痛，迭發寒熱，醫與溫補，（此肝鬱之證非瘧也）漸至胸痞，呃忒，譫語，神昏，舌絳而赤，足冷自汗，瘛疭不休。用元參、犀角、石膏、石菖蒲、連翹、杏仁、貝母、旋覆、竹茹、枇杷葉、竹黃、柿蒂、竹瀝、玉金。諸葛，偶服黃氏牛黃清心丸，鼓脹而愈。

吳。[illegible]寒，腹脹減，飧食牙宣腫痛，久位不動，肌肉漸消，診脈弦細而數。而陰虛營熱，熱之年通經達之，投聊以烏梅、黃連、桂、歸、白芍、赤苓、首烏、鱉甲、芙貝，服之遂愈，繼與甘潤滋填。肌充胃旺，肌豐脈方和，積痞泯之後，覺無一不矣。

李氏患肝脹，脈之弦、澀，乃肝經鬱熱太升也，投當歸龍薈丸而瘥。然不能懲忿，其病屢發之後，更兼脇肉瘦脹，喘呼脈絕，亟視之，脈甚弦，擬以苦辛酸泄，兼紫雪丹，風頭不經，當

肝鬱之氣

痤痱也，以香薷加金銀、旋覆花、滑石、梔仁、茵蔯、萆薢、蒼朮。

通，何參、猪苓丸，外以田螺、大蒜、車前草搗，炒敷臍下，服以多先下

是日溲即隨通，從而更衣，糞多而黑，遂愈。

（肝陽）液傷無，咽喉微痛，躁擾即昏，復來痙，切脈左數右濇，皆極

虛矣。任雖感之隱，肝陽而動，煤液成痰，逆升而厥，備似

經絡內陷之候。方中犀角、清內風，牛黃化痰熱，病乃全瘥。

何也？因肺鬱痰，息風元清之劑。（此係熱蒸於肺也）佐竹茹、竹瀝、柿蒂、海蜇。

而舌上每常白膩之苔，以及齒齦、唇頰、滿口偏生，搔擦不去。

人皆異之，何以單守肺胃？加葶藶、橄欖、銀花、建蘭葉。嗽劇，而痛漸以脘下為甚，於後惟嘔涎，胸次梗梗不舒，極不安寐。曰：胃汁不充，熱痰未淨也。既而痰少，胸舒，兩脇又痛辣痛，診脈左關弦數，曰：必犯忿怒矣。加辰、楝、旱蓮、女貞、生白芍、綠萼梅等。數服而寬，皆安。詹悅來診，而左腿腫痛不能屈伸。或疑風氣，思用艾灸。急止之，曰：此陰虧耳，誤灸必成痿疾。吾以語葉先生，但不許速效也。歸方：以西洋參、熟地、黃、萎、桑葚、石斛、木瓜、歸、芍、二冬、杞、菊、楝實、牛膝，加桑枝、白蒲桃乾。

肝陽

兩脇腿痛

爲劑久服柔可向愈

陰傷陽發

金寶惠復，頗進輕清涼解，而病不減，氣逆乏味，咳吐黏痰，舌絳咽乾，耳聾譫語，自日外足涼，日譫瘦，脈細數，尺中更弱，是為陰氣先傷，陽氣獨發，所謂傷寒偏於下虛人。再四研讀，乃知暑熱前日陰虛，第下又崩，是真液早傷偏世矣。勉以西洋參、生地、二冬、二至、元參、犀角、黃連、雞子黃、知母，再方易用石斛、魚枝、鱉甲、生牡蠣，煮湯代水，頻頻加阿膠，且以我法用以育陰鎮陽、充液息

陰傷陽發　女人孫陽

逍遙散　柴胡、當歸、白芍、白朮、茯苓、甘草。
理中湯　白朮、人參、干姜、甘草。

風大劇焉，陡肆於風動，痙厥陡生矣。王室素多鬱罰怒氣，暴於腹，上攻脘痛，旋發旋止，一夜四外。病甚若醫，治益劇，視之曰：此非人間之藥所能療也，無奈中暴氣而痛，攻痛惟帅，原屬於肝，但前服之藥，諸不外乎溫補，如逍服逍遙散，最調肝陰，（用藥方不可不對此症）理中湯極傷胃液，各雖療疾，實不對物桀。人但知惟味而寒，而未識風陽內煽，（於其中之味只對惟忘喊逆）水自沸騰，乎於燵內添新，肆液斷所潤澤，所以不能細安，便祕不行，脈弦帶胃。至痙雖神，醫陸忠之百，謂女人亦有孤陽之症乎。魏問

西洋參、雀卵、麥冬、石斛

原解　竹茹、柏子霜、紫石英、天冬、豬肉湯、燕窩、和入青蔗漿、人乳，服後惟進湯粥，何患？脈不柔和，若不潤澤，頑痰通便行，而生津化液之後已絕矣。

風陽

王　年屆陰虧，卒聞驚嚇之聲，而氣逆肢冷，自汗息微，速視之身面皆青綠之色，脉沉弦而細，乃素傷憂慮，而風陽陡動也。以牡蠣、龜、鱉甲、蛤殼一兩，石英、龍齒、小麥、辰砂、麥冬、茯神、貝母、竹茹爲方。一劑知，二劑已，續以滋養而痊。

吳仲琛戚，經而崩，崩之後腹痛昏厥，自汗肢冷，脉之細而緩滑，曰：黃俊瘦，乃素體多虧，風陽內鼓，雖由崩後，病不在血也，以旋、赭、茹、杞、貝、薤、萎、蛤殼爲方，痛乃漸平，厥亦止，再加金鈴、延胡，痊。

風陽

莫遲之，服之而愈也。木香、香附、辛夷、藁本、背強一笑冒不避，視踈察，脈緩滑而數，乃痺，豬(?)元參、丹皮、丹參、梔子、菖蒲、竹葉、鱉甲、竹瀝、麥冬、歸、龍齒、蠶丸，息風陽以除痰熱，承鼓快而氣遂平。時若服補藥，或有眩暈，不知由風陽內動，蓋由元氣大虛也。次年春因傷寒而狂證陡發，罵詈登高，更甚於前，見大。從前方加真珠、牛黃，服之，其色轉黃，緩滑之脈既減，而狂者(?)乃制一以石膏、礞石、鐵落、菖蒲、青黛、竹瀝為丸，每服三錢，鱉甲、金鈴、龍膽、元參大劑送滚痰丸。後而腳氣大發，腹痛，四肢無力。便秘，上衝於心，肢冷汗出，昏厥，乃速檳榔、吳萸、木瓜、茯苓、黃柏、元胡、烏藥、青皮、石英、紫蘇，始得而安。

仍前中用礞石、鐵落，只另用服多劑，入煎劑。

陽脱

夏日，于登厠時，忽然體冷汗出，氣怯神疲，曰陽氣將脱也，幸不及他藥，適有三年女佩薑一塊，約重四兩，急煎而灌之即安。此固培補氣，宰以參芪术草而主，薑之氣分偏者也。

乾薑之辛，復拯固之，以回陽之氣，參併與之，則合補氣，人之氣可再，可救倉卒之變。

姪孫婿暑時偶有不適，醫以柴葛香薷散之，反惡寒胸痞。又醫用枳朴檳榔以降之，翌日劇，延視之，自汗不收，肢背極冷，奄奄一息，脈微欲絶。曰：稟賦素虧，陽氣將脱，此危候，誤表泄使然。與救逆湯加參、芪，脈之漸復。總以補氣生津。

四逆：附子　干姜　甘草　炙

陽脱

偏盛

調理脾胃而痊。

偏盛

李某項後患疽，外科愈之不治，延診其脈，曰李證本可愈之機，脈雖久享其年，何也？曰右尺浮搏，真陰之竭，乃善病也，既而果卒。

又

李叟年越古稀，意欲納妾，子孫未從，因此漸病狂惑，舉家咸謂神志不足，廣投熱補之藥，愈服愈劇，脈動搏指，面赤不食，少寐，自煩，力大無制，曰此是慾過強，陽氣偏盛，狀而論其脈，證即起病之端，擬予見矣。不久命乃大衰，年之瘦靡不振。須知精本不堅實者，不能享其長年。既享大壽，其得於天者必厚。此人年五十，陰氣先衰。徐靈胎所謂平年之木往往自焚。陰盡火炎，萬物皆然。可見陰虧之甚，火易燎原。今附、桂、仙茅、鹿茸、參、戟同用，其燥可知矣。是猶得物以其涸竭之水，而和其亢極之陽乎？可得耶？不起。

沈年逾八秩，患腹脹便秘。曰：老年脈實，天畀獨厚，從前陽結。法宜清火，與雪羹、石膏、白芍、知母、枳殼、桑皮、杏仁、橘皮、枳殼、甘草，送更衣丸（丸），劑而愈。設投剛燥藥，勢必遷延而敗。人亦謂壽天年之得厚，殊不料其有從之誤也。得同。

更衣丸

陽盛陽結　陽亢不宣

年結後、夏向汪明府因食肉痛脹、醫謂老年氣弱大衰、

極投溫補、直至腹久脹亂、結延視之、已隔留不救矣。

必甚矣、否作嚏乎、是陽氣之不宣常耳。處方、桃仁、乾薑、五味、菖蒲

酒炒薤白、半夏、橘皮、紫蘇、桂枝、甘艸、四劑、承效

血虛痰滯

痰飲

痰熱阻氣 勞火挾痰

風溼痰熱

暑挾痰

痰食 中痰

喘欬逆

衝欬

氣實血熱 血熱痰逆

客邪痰熱 痰火阻氣

溼熱痰火 內傷肝脾

暑挾溼食

通絡豁痰

痰嗽 陰虛三陰 暑寒溼邪

喘厥 四氣不和

嗽血

痰

痰阻氣機 痰熱內伏

風溼痰溼

暑挾鬱

痰貯於絡

喘嗽

厥逆 痰喘

哮

驚　（狂妄）扶瘧

牡瘧（浮腫）

瘧

三陰　暑瘧（妊）

間瘧

氣實血熱

滿洲少婦,悵悵病血,思投補藥,病久故間或不病,則吐血,延綿二載,腹中漸動,[illegible]疑之,然實溢於上下,甚至納食即吐,多思不能。經診之,脈滑數有力,是氣實而血熱也。從右病者補藥不能助病,愈補愈病,雖今血蔭而不長,其所以不隨其者。氣分堅實耳。與大劑清營藥,血溢遂止而歸經(清肺之柔肝,益之氣生津與痛針)頻吐,但飲即嘔,胃心忡,氣短似促(絲相敷如),乃用西洋參、麥冬、知母不解。杷葉、竹茹、柿蒂、生白芍、木瓜,重加烏梅,投之以收

氣實血熱 血熱痰逆

卽安，得睡，嘆飯矣。

桃姓女，初秋患寒熱，而風通之，當用正氣散兩帖，遂壯熱狂煩，目赤譫語，見鬼狂叫，繼而手劇，按脈洪滑且數，苔色乾黃，舌絳，脘悶，腹脹拒按，晝則口渴，之氣遲疾，多矣，予桃仁承氣湯加（照熱入血室例）犀角、石膏、知母、玄參、竹瀝、甘菊。人謂熱雖熾而風未行，何必大破其血，更加以極寒甚者哉。服兩劑，始得大便，而神清苔化，目赤亦退，改用甘寒以清之。繼而因未更衣，則脈滑苔黃，而腹脹，更與小承氣湯二帖，使行而熱盡遏，越日後又復故，仍投小承氣湯兩帖，凡

桃仁承氣
桃仁、大黃、芒硝、甘草、桂枝
小承氣
大黃、厚朴、枳實

前診六投下劑，緣以波浪不興，漸以清養而瘥。

吴寶春　向艱子不育，凡事未一行，得患唯吐黄熱，眩暈，心嘈，大解溏泄，口渴，腹痛，或上焉而脹，或上焉而損，診曰，之虚及一載，而往不去，損不脹，脉緩緩，非脹非損，乃血虚瘀滯而感之候也，以穀芽、淡豉、竹茹、白薇、厚朴、枇杷葉、知母、蔥白、麦粉，投之三劑，熱退吐去，去蔥豉、穀芽，加生地、甘草、橘皮，調之而愈。

即寶患泄瀉，寡當損，廣服保胎，漸至脹脹，脘腫，氣逆礙（先疏其滯以治脹，亦一定之法）脈飲食不進，邀視之，曰血虚氣滯，誤補脾胃也，先以黄連、厚朴、

血虚瘀滯

山查、雞金、橘皮、腹皮、枳實、茯苓、梔子、楝實、杏仁、紫菀、旋覆花，少佐參朮，服之氣機漸運，脹去食安，漸入保陰養血之法，數月繼行而愈。

瘕

祛瘕清熱除
陰鎮墜力
量甚大此必審
症標實者始
其方可此
礞石丸

李冬夜醉歸，而起居所嚇，神志漸昏，治之不效，至於不避親疏，裸不以天寒，力大無制，囊識不知已夏。延視之，用石菖蒲、遠志、龍齒、重枝、犀角、羚羊角、元參、丹參、知蘖、梔子、龍膽草、枳實、黃連、竹黃、竹瀝、石膏、赭石、星、鉛、鐵落底，出入為方，十餘帖，始得脫，瘕其多。復與礞石丸，漸以向愈。

六君子湯
參苓朮草
夏陳

一叟年近古稀，春赴席，忽作[illegible]瘕，痛，肢強，眼斜，舌蹇不語。視之，投六君子加橄、精、羚羊角、膽星、石菖蒲、竹瀝、薑汁而瘳。

瘕

仲郎久患多疑善思（癡之久證），不出房者數年矣，今則不肯與人共桌，非則恐人防護，寡言（熱之又證）善笑，或時遺精，多夢廣語，其寸數，切于脈右滑數（脈與證合），與元參、丹參、竹黃、竹瀝、丹皮、黃連（狂癡大陰）、夜交藤、海蛤、菖蒲、丹劇，進服當歸龍薈丸，日服即錠，出著觀劇，神清作也。

胡山長患疑生非，不安，又畏人捕，自知為痰，餌白金丸，汗出頭面，神躁（煩躁作狂之勢）妄聞，切于脈，往滑代數，為痰熱，投石膏、竹茹、枳實、黃連、膽星、夜交藤、膽星、菖蒲、當歸、代赭、磁石、礞石滾痰。

白金
白礬　玉金
礞石滾痰
當歸龍薈　大黃
黃芩

丸下午痰大涌，得大解，夜分稍安，惟不能熟睡，脈緩至較和。擬梔子、黃芩、當歸龍薈丸，日服。脈症漸平，神氣亦靜，尚多疑懼，改投犀角、元參、丹參、丹皮、竹葉、竹茹、貝母、石菖、蓮心、豬膽汁炒棗仁、鹽水炒黃連，吞抱龍丹，以清包絡肝膽之有餘，而調神志。向日日夜意皆鶩，即能拈韻，繼以十味溫膽湯善後。

當歸龍薈
當歸、龍膽、梔子、三黃、大黃、青黛、木香、蘆薈、麝香
抱龍丹
白枚、龍骨、遠志、菖蒲
十味溫膽
人參、遠志、棗仁、陳皮、熟地、半夏、茯苓、五味、枳實、甘草
涼膈散
連翹、大黃、芒硝、甘草、山梔、薄荷、黃芩

○朱新橋，神昏譫言，語失倫，或疑其涉神怯，以鎮補安神諸藥，烈投益甚，怒罵詈如狂，診之右脈洪滑，以犀角、石膏、菖蒲、膽星、竹瀝、知母、黃芩、礞石滾痰丸而愈。今又患四肢

痰

治頭，延久不痊。切脈弦而緩，自非虛也。與逍遙方參指迷茯苓丸而痊。

余氏秋間患伏暑，飲食失於調理，復患氣衝自汗。服治少參後補不接，何與填補衝任、清滌伏痰法，合甘麥大棗，以補虛而愈。

一嫗患左膝痛脹難堪，多方不效。視其形雖羸瘦，而脈滑痰多，苔黃舌絳，曰：體虛病實，徒補亂進，而不治其痰，病焉因循也。宜治以二陳之意哉。先以雪羹，加竹茹、栝蔞、綠萼梅

控涎丹
甘遂、大戟、白芥子

杏仁、茯苓、枳殻、橘紅、苓蔻、旋覆、茯苓、送控涎丹、服後果下膠痰、三進而病若失、嗣以調補獲痊

痰

痰飲

凡心腎不交之人、多不能仰臥、仰臥則腎氣不能上承、而心之氣愈浮也。

卯、起居食飲如常、惟僅能側臥、（側臥）眠頭仰臥、仰而寢之甚也、積一年、眠則胸窒悶而醒、頭再以側眠、亦徹夜不得寐矣。多年莫能治、以三才合枕中丹、加黃連、肉桂、服之即愈。（心腎交泰、以黃連肉桂攢合之、用意甚巧）

三才　天冬、熟地、人參。

枕中丹　龍骨、龜板、遠志、菖蒲。

吾長卿久患痰多、胸膈滿悶、連年發病、病發之間、或曰（肺之）之氣不偏虛、痰飲阻乎清陽之旋運。宜法天之健以爲方、則天之氣自強、而流行不息、胸次乃廓、然如太空矣。以六君去甘草、加黃耆、桂枝、薤白、蔞仁、石菖蒲、蒺藜、旋覆、服之、胸悶漸舒、病亦不發矣。

痰飲

況患脘痛嘔吐，之使初清諸經不致結，視之脈絡實，苦黃膩，

曰此飲證也。豈況酒積經乎。況云未不飲經。性嗜茶耳。然恐茶

寒致病，亦以茲爲實，紅茶熟濃而飲，諒無害焉。曰茶雖涼而

味清之氣降。性不停留，順達道而能，味寒甘潤。全失通之

氣。逆而釀痰之媒。較彼麴蘖，强一間耳。患者不察，僅知

嘔吐而寒。薑萸深附，不特與之病相反，抑且更煽風陽。飲藉

風騰，但升不降。是以上不能納，下不能通，宛似關格。然非

陰枯陽結之候。以連、楝、夏、芩、旋覆、竹茹、枇杷葉、橘半、苓、

此方停飲下元虛寒者相宜，不此

雲臺舟

澤瀉、蛤殼、茯苓、生薑、衣為方，送服雲臺丹數劑而平，仍用而愈。

〇姪今夏年甫弁，往來患瘧，單切其脈濡，作瘧治，服二劑未愈。更醫謂虛，進以補劑，嘔欬痰多為實，然今之頭痛，徑服補劑，半月餘，服食皆廢，聞聲驚惕，寒戰自汗，時時欲冰以為大虛，將脫急援之。脈極細數（陰已傷矣），目赤使視，胸下痞塞如杵。力辨其非虛證，並痰瘧致為患，其傳多服者，總為病所擾也。投以旋覆、赭石、貝母、蛤殼、茯苓、桑葉、石、蔞、薤、連、枳實、竹茹，數服即安，而暈不能止，乃去赭、薤、蔞、枳，加參、首烏、二至、三甲之類，服兩月痊愈。

痰為患十之八九，常病者不知，醫者亦不知，所識皆作虛疾，法十投而十不效。今王夫閒作痰熱之治，其宜可謂獨擅精義哉矣。

臨證提綱

客邪痰熱

周患惡寒頭痛發熱，狀似傷寒，而兼心下痞脹，脈之右部沉滑，苔黃不渴，溲如蘇木汁。先以蔥豉湯加卮、連、杏、貝、蔞、橘白方（先解表），服後微汗，而不惡寒，反惡熱，雖湯飲略進，即氣涎引痰，日來邪解矣，清其痰熱可也。與知母、花粉、杏、貝、旋、滑、解、橘、枇杷、葦根、茅根、地栗、海蜇、萊菔汁（以清理），吐膠痰甚多，而納食漸復，惟動則氣喘，於甫上之中佐以清下為主，其後而痊。

客邪痰熱（痰火阻氣）

痰火阻之氣

令郎患心悸自汗，氣短面赤，每時便溺數十次，溲溺如水。僉謂虛，補之四劑，診之左手關數，右脈滑，心下似阻，因作痰火阻之氣。以越移肺法。用於麥、黃連、枳實、楝實、旋覆花、橘紅、杏仁、石膏、金沸、瓜蔞子、海蛤、芋蘇、竹茹、竹瀝、梨汁沖服。入手方服之愈矣。

痰阻之氣機

單足搖患者腸痛，服之潰，連有病，蓋思之極，言瘖不能出聲，仰臥不能反側，坐起則氣逆而奔，使溺不行，湯飲不進

者已三見矣，診手脈沈而弦，與旋覆赭石薤白薑仁連瓜蔞貝

枳實半夏，加青蒿矣，服之一劑知，數劑愈。

痰熱

何亦儒學也，患感冒自服表劑，嘔惡甚，胸便初痰多，心下痞按

之手脈弦大滑數，與小陷胸加沙參蒿貝花粉藿葉杏旋梗

之劑，數帖而寒熱併除之，自服得大解而痊。

許外寒後復重感，內熱飲不解，渴，何時寒熱便溺皆行

或以為虛寒，或以為瘧患，投以溫散，即顯咽痛，脈之沈弦而

緩，作痰熱內伏，投以犀角元參丹皮白薇杏貝旋覆

痰阻氣機

痰熱　內伏　痰熱阻之

之劇，而後寒喝咽痛皆減，乃去犀、羚、牛蒡，加之玄參，每夜粉銀花解，安矣而痊。

張姓女患風疹，而飲食漸減，至某日延診，脈之，右關數，診之脈緩滑，曰此痰之氣壅滯，經隧不宣，病由是生不暢。法以豁痰流氣為授宣之法，經自流通。果漸吐痰而病愈。

僕家恢姓王，月患春溫，口渴善嘔，壯熱無汗，旬日後延視之，見其煩躁譫語，苔黃不燥，曰痰熱阻之氣也。病不得暢，與葉林之風試令按其胸次，果然堅痛，而大解仍行，法當開上，用小陷胸加

痰熱阻之氣

治痰飲留熱將有化燥之勢病家擁於杞桂，今觀諸案可得治溫病之法

菖蒲、枳實、杏、貝、茯、樸、石、麴、貝膏、萆薢湯盡服之，怡神情即安，四帖心下豁然，惟心頭之燥，嘔吐不納，改授大劑甘寒，加烏梅頻啜漸康。

王姓，患心悸脈革，屢服補劑，初覺甚效，繼乃日劇，時時出汗，肢冷息微，氣逆形脫，灌以參湯，稍有把握，延孫生診，大實不貲，診脈沉弦且滑，舌絳而有黃膩之苔，口苦便熱，汛事仍行，病屬痰熱轇轕，誤補則氣機窒塞，與大劑清熱滌痰藥，吞當歸龍薈丸，服之漸以向安。

痰熱休實者，此丸頗有捷效

痰熱阻氣　當大扶痰　痰熱

王姓，狂厥久時，忽目偏左視，揚手妄言，未安此症。視之，脈弦滑而微數，苔黃，脘悶，蓋時雖春暮，天氣雖熱，兼以勞則大汗，挾平素有之痰而使然也。與犀、羚角、麯、元參、丹參、菖蒲、花粉，送礞石滾痰丸，三服而痰下，神清，後投養陰遂愈。

夏婦懷娠，寒感，誤投溫散，漸至氣衝不寐，時作痙厥，脘悶呻吟，渴難受飲，延診之，脈滑數而滾，與小陷胸，加旋覆、石膏、知母、梔、茹、青橘皮、蘇子、竹瀝、海蛤，大劑投旬而愈。

小陷胸：黃連　半夏　瓜蔞

陳令正，寒感而熱，不眠，煩躁譫語，口甘渴膩，溲清而痰欬

溫膽
陳皮、半夏、茯苓
甘草、枳實、竹茹
通幽湯

多劑清解未痊，切其脉，左緩、濡而數，右滑而遲，胸次痞結，大解未行，肝陽上浮，肺氣不降，痰熱阻痹，邪乃逗留，與小陷胸合溫膽，雪羹加旋、蔞，按之胸結漸開，乃去半、蔞，而進當歸龍薈丸，諸證止，且能眠，參以通幽湯下其宿矣，以溫膽移進養陰和胃而痊。

朱令正患感，吳某與表散藥二帖，發出毒痧，神氣漸昏

葉某初某案患耳聾月降，而陰虛之體，改用犀角地黃湯二劑，而遺溺痙厥，延視之，曰：雖服滋陰劑，邪易擾營，

痰熱

阻氣

幸此濕盛之體，當予調治，但心下拒按，呃逆便閉，是痰熱互阻氣分。誤服升提，每成結胸。地黃滋滯，寒者禁忌。今之人惟謂不能詳審，往往用非所當用。或升提之誤進，或滋滯之早投。于疏方，犀角、元參、象貝、旋覆、杷葉、白前、菖蒲為方，調紫雪兩服，呃逆遂止，神漸清，而咽痛口渴。方去紫雪、前、菖，加射干、山豆根、知母、花粉，吹以錫類散。三日咽痛即愈，胸次漸舒，去犀角、紫貝、射干、豆根，加銀花、連翹、竹葉、青蒿。眠食漸安，惟大解不行，日腸其之痛甚，虛宜潤養，以蔞仁、麻仁、當歸、生地等品，多服而下遂愈。

諸案大抵拘濕補之失，故寒之多，並非的是寒涼，不以其案偏之氣，非他人所能多也。

又　濕熱痰火

傷濕痛半肢，作膝旁痛，腫潰久不能收功，並投補耳，殊肌肉漸削，面色黧黑，步履蹇滯，大便寒熱，咽痛，眼昏腰赤痛，斷定揩之。按脈滑數，重按便艱，口臭溲少，若從陰虛，良由痛疑，僅知濕補，寒法竟未察其體氣病情，持平時之濕熱痰火一齊閉住，病由自己出路，致寒熱頻作，於指而去之：元參、黃柏、知母、甘草、銀花之類，綠豆、雪羹（危子）湯，大劑投之，外吹以錫類散，且令日喫梨、甘蔗、荸薺、萊、柿餅。

濕熱痰火　內從肛痔

其物五五吉諸羔患錄

趙　年弱壬甲，俗因辛苦之勞，肝鬱氣痹遏，補中益之氣湯。東垣云中氣不足之行降令不行，清陽易陷，升舉升提為宜。

胃氣不振不效，按其脈更滑而數，若是臟滯，此平胃藿香飲。

溼熱內蘊，奔走過勞，鬱則下注，根由經思及肝，降之勢以陵陰陽。

脘之氣阻，使澀不通，便作真火，其權在經，清陽下陷，方以東垣近升陽、延胡索、桔梗。

調膀胱之氣化，而滲水，順之使下漸行，陽固，防風、地榆、丹皮、銀花、荊芥、根蔥、金鈴子、澤瀉、海金砂。

清空之熱，而導經，肝痹亦平，後不辨，論而服升提湯。石斛、黃連、當歸。

補之方，則氣愈窒塞，而亦上行，況至高年尤虛，極易。

李氏年逾花甲，素患痰嗽，近益晡熱不飢，頭痛不食，脈弦関數，視之脈滑數也。乃痰火内伏，從熱外傷，投石膏二服而熱退，加減又數帖，併宿恙而愈矣。

痰火

此四損症之最重者，緣精不能受補，須知便不可，從此案深參其法

風溼痿躄

程，春病溼而精關不固，白日陰莖縮寒，鼓自洞不支，

八脈謂奇經，痿躄移接，附骨成痿也。平日體豐多痰溼，

厚味釀痰，是以苦臟不爲，善噫易吐，而收受風溼即以

痿躄，陽明山谿東至陰，行陽蹻從入厥陰，其爲空實，再投溼

補，以到液錮劑，而連至痙厥劑。於是年復進通絡肺

胃，不以解之劑，勁痿躄而斡旋樞機，早晨投溼胃，錢肝法，

以清溼熱，挾補之後，而守關鍵，而參淡洩，奈其嗔怒爲

風溼痿躄

錢氏[illegible]丸

招外感，不甘淡泊，口渴多飲，每值必蜷縮寒顫，甚至遺繼。究竟不辨。指甲有微紅紫，膈疑而渾黑，種臭曰章上焦已清，中樞之蓮，亟宜填胃陰，清肝熱，以西洋參、天冬、麥冬、地黃、甘草、夜柏、知、黃連、楝解、寒石英、牡蠣、龜板、鱉甲、阿膠、雞子黃之類相濟為方。大劑連服二十餘帖，各恙漸退。繼以丹溪熬膏晨服。午用錢氏須生萸，萸肉不炒，生地生曬，研末，竹瀝為丸，枇杷葉湯送下。服至入秋，精神康健。因有人云皆用寒涼，貴居之謂宜常用其說而變通之，此亦一法也。

風溫痰熱

韓，年近古稀，素患肢厥頭腫，譫語遺溺，色作虚黄，進以溫補，勢益劇。脉之，脉弦數，舌滑膩，乃痰熱内伏，風溫外侵。與羚、貝、茹、苑、麯、薇、桑、菊、丹皮、夜、粉、旋、海，以萊菔湯煎服而瘳。

莊，感冒風邪，痰嗽頭痛，不能寐，懷自服蘇、荊、芎、苓之性，勢益甚。予獨舉診切，脉來浮滑，風溫誤服溫散，所謂熱引風而更熾也。當降其津，亟宜清化，以桑葉、枇杷葉、豆

風溫痰熱　肝胃痰熱

風溫鼻鼾

予知母、元參、菊花、花粉、貝母、梨汁等劑，投之可愈。

石氏久患咳痰，漸至身面浮腫，或以爲虚，或以爲濕，病日劇，氣逆不饑。察脉右洪數，左弦濇，陰分雖虚，先當清平肺胃之痰熱者。投以貝母、加沙參、花粉、冬瓜皮、枇葉、瓜子、茯苓、茅根，服之肺氣清肅，繼佐滋陰，咳痰亦止。

某氏仲春微感，風與溫搏，熱已漸退，復過診，右寸脉促數不調，因謂曰：此風溫證，其誤表乎，恐有環變。前症倘用溫燥，迺方則見鼾睡，必至譫語之類出。

脉促數太甚

仲聖嘗歎我於風溫誤汗，往往害然。況在高年，殊須救之，陳句未竣。

此證雖經仲聖指出，而人多不識。其雖前札投辛至鼾睡，而死、留家病家兩俱茫然，此案可爲仲景之功臣矣。

暑扶食

次郎魁官，九月向患赤白痢，日下數十行，又六日矣，噤口不納，腹痛呻吟，危在旦夕矣。有主人參以補之者，有主生軍以蕩之者。曰：暑扶食耳。誤服熱藥矣，攻補皆不可施也。輕清取之，可即愈焉。以北沙參、黃連、鮮蓮子、梔子、黃芩、枇杷葉、石斛、扁豆、銀花、桔梗、山查、神麴、滑石為方。兩杯即安，旬日而起。曰：蓮子最補胃氣，而鎮虛逆。凡反胃由於胃虛而氣衝不納者，但以乾蓮子細嚼而嚥之，勝於

噤口痢乃暑熱在胃也，補之劑、御熱傳熱劑妨虛，可易以食積，力為轉之機，看其用意圓到處。

暑扶食

從前多矣。凡胃氣薄弱者，常服玉芝丸，能令人肥健，止痢噤口。以噤口皆是熱邪傷於胃中清和之氣，故以黃連苦泄其邪，即佐蓮子甘鎮其胃。

玉芝丸方　豬肚一具，洗淨，以蓮子去心入肚內，水煮糜爛，收乾搗爲丸服。

扶寰

趙國事，抑鬱淳寡，貴熱，渴，作血虛治，當歸、芎、丹參之類，多劑不效。定診之，脈濇而兼沉弦以數，然舌無苔，口不渴。但胸次常悶，兼積滿，惟左脇下乃少腹自覺極塞不舒，按之此證前醫延之所按情說未知有伏暑，須死亦不知其前之誤也。

亦無所運，以致按摩，似手精道，日陰，是扶鬱。暑邪內伏。夫鬱則氣機不宣，伏邪無從透達，豈有不深入血分耶？經更不流行，腸胃不能自其真諦。第病雖在血分經，宜清氣分，而先氣分得宣，熱勢必透，病得行。脈疾者病，速投清氣，熱勢漸壯，譫妄不眠，口乾，疾嗽，日肺已熱，而經滑，病血伏，邪必由出之機。經此當用涼血清，病而經適以犀角地黃湯加味，而病者鼻衄大流，日真藏獲矣。次日衄停矣，昔熱退，日二日不大便，病熱未能下行也，於前方加滑石、桃仁。

暑扶鬱

木通、海蜇、竹瀝、石斛、銀花、知母、花粉之類，又二劑，大解始行。是夕腹痛，三日向共下半次而止。乃去木通、桃仁、葦，加西洋參、麥冬以生液。病者疲憊已極，沈寐三晝夜，人皆危之。曰謂之使其陰氣之來復，最是轉機。但口尚渴，乃大劑甘涼以濡之。

暑挾痰

李仲郎，瘧未齊而痰嗽氣喘（瘧中夜有之証），苔色白滑，小便不赤，或主犀角地黃湯加紫雪，服而不效（熱在肺，而傳于肝，故不效）。診之右脈洪滑（脈証相符），而口渴，因天時炎暑，熱邪薄肺，挾其素有之痰，而阻于清道，所以氣機不行，而瘧不能達，苔不能化，濁不能去也。須散，大忌涼血再作，乃以竹葉石膏

治疗虽以清肠为一定程

令，茅芷，加青蒿，旋、杷，海石，枝之，气平，疹渐退，苔退，舌红，小溲赤，数日而愈。

孩，年五十矣，患间疟，寒则战慄，热则妄言，视其脉，弦数而促，苔黑口干，是素有热痰，暑邪内伏，宜知母、石膏、元参、川斛、黄芩、竹茹、连翘、海蛤、陈莱菔、莲心、川贝，数剂而瘥。

许芷卿，偶患外感，即服清散之药，而证不减，或疑平昔体虚也，诊脉迟涩，夜深时行，两髀不眠，胃宁能食，喉舌皆赤，系热之微，大剂清营药数服而瘥，迄夏两腿患疮，外科治之不

暑挟痰

僉謂其年高善飲，濕熱深沉，瘍方合絕，今以寒涼之藥，遂致參丸、寒痰秋，聞其母患感，遂服復散，轉為肢厥，便秘而赤汗，脈來一息一歇，慮其脫，寥視其苔黃，臟不潤，按其胸脇痞滿，且聞其嗅諸臭物，氣不接，臭味為暑濕所伏，挾痰阻肺。肺主一身之氣，氣壅不行。法宜開降。是言豁之反面。設投補藥，則中閉而外脫，脈者將以為投補之疑，然殊不可救。然知其實熱，而不以老年恃脈見結，以對症為良藥。方用瓜蔞、貝母、竹茹、枳實、旋覆、杏、姜、夏、鬱金、枇杷葉，一劑，脈已不歇，再服汗止，肢和，便行，逐漸而痊。

通經絡痰

叔秋向患感冒後日劇，漸至神昏譫妄，肢體動惕，皆謂之虛，欲從滋填峻補，盡消之日年已也。通經絡痰，可以即愈。用石菖蒲、羚羊角、絲瓜絡、冬瓜子、竹茹、桑枝、旋覆、橘絡、薏苡、貝母、鈎藤、膽星，每劑化服萬氏牛黃清心丸一顆，服極即安，調理而愈。

謝患嗽，以雖偏左，切乎肺也。右寸更滑，口因肺氣而痰阻經絡。以葦莖、絲瓜絡、生蛤粉、貝母、冬瓜子、茯苓、葳蕤、枇杷葉、蘆寫、梨肉，接之而愈。

通經絡痰　痰阻經絡

謝休居久病，初受寒痰嗽減食，旋視之，云是胃氣不和，命火衰積，意近溺（消）氣湯自降逆攻喉，恐使溏，不能甘溺，延視之，脈芤弦矣，苔膩舌紅，乃中虛而健運失職。誤投溫膩，更怫樞機，附桂之剛，徒增肝燥。予黨參、白朮、茯苓、澤瀉、橘皮、半夏、厚朴、杏仁、蒺藜、蘭葉、柿蒂之劑，培中泄木。行水鎮痰。旬日而愈。

許婦，患腿痛而素多噫，噫氣頗頻，一擦或肩胛抹至噫，噫即不已，向日患左腳，服補不愈，余視之，述證，脈弦滑

瘧阻於經

乃瘧阻於經，氣不得宣也。以絡和經，竹茹、旋覆、橘絡、絲絡、茯苓、豆卷、金鈴、柿蒂、海蛤、萊子、蒺藜、半夏、當歸龍薈丸而安。其根因孝子悲哀，患發厥。脈數滑，乃瘧挾風陽而爲厥也。以大劑截瘧息風，鎮攝以清營之劑，漸愈。

痰食

中秋夜，張年踰花甲，卒仆於地，脈之弦滑而大。曰：痰、氣、食相併而逆於上也。先以烏梅擦開牙關，橫一筯著於口，灌以淡鹽薑湯，隨入鵝翎探之，吐出痰食，太息一聲而甦。後與調氣和中而愈。

秋，家燕梓仆於地，診之，脈浮、弦以滑，用羚羊角、膽星、牡蠣、菖蒲、丹參、茯苓、鈎藤、桑葉、貝母、橘紅、蒺藜，要當以順其氣，豁痰、息風、降火而瘥。春分前日忽作欠伸而厥，切脈微弱而弦

痰食　中痰

日病雖與前相似，而證則異矣。以高麗參、白朮、何首烏、山茱萸、枸杞、桑葚、石斛、牛膝、茯苓、橘紅、牡蠣等鎮補攝納以療，頗效。母年逾古稀，患左半不遂，囑以再造丸暨補劑，服之自痊。故按脈弦緩而澀，顴赤苔黃，言微舌謇，便艱多痰，曰此疾中也。伏而未促，與羚角、川貝、菖蒲、竹茹、枳殼、知母、白薇、豆卷、桑枝、絲瓜絡等藥，服二劑，而其促言漸清朗，又二劑，腿知痛癢漸味，便亦通。既而腿痛難忍，其熱如焚，令傳蔥熨以吸其熱，痛乃漸止。半月後，眠食漸安，二旬後，能起坐，扶杖以行矣。

咳嗽

陳，禀質素弱，上年曾經吐血，今夏患感之後，咳嗽夜熱，飲食漸減。醫作損治，滋陰潛陽，久服不效。秋杪診之，曰：陰分誠虛，而感後餘邪，逗留於肺，阻氣機之肅降，搏津液以為痰。此關不清，雖與滋陰填補之藥，亦焉能飛渡而行其事耶。先清肺氣，以補胃津，俾治節行，而灌溉輸，然後以甘潤濃厚之味，補實真陰，庶克有濟。如法施之，果漸康復。

晡熱夜熱，亦有肺熱血虧之候，誤認治陰，而純愈況。從病之所以咳嗽夜熱歟，而遺邪在肺，治陰宜愈後于法矣。

叔，高年痰嗽，喘逆礙臥，肢冷額紅，飲食不進，與真武苓术附子姜。真武

咳嗽

生脈　素之先案

湯右安　照歙陽例後

王叟仲秋患痰嗽不食，氣喘不臥，囊縮便秘，心搖搖不能把握，勞極之危，日根蒂將脫耳。此病也，以八味地黃湯去丹澤，合生脈加紫石英、青鉛、龍牡、胡桃肉、棗實、鹿茸，投之大解行而諸恙減，乃去紫石英、青鉛，服旬日以瘥。

初冬即患痰嗽，兩足微腫，是謂年踰花甲，總屬下部虛寒，近以溫補納氣之藥，喘嗽自甚，口涎自流，並生囊濕腫，兩腿腫硬如石，不能轉之，側則喘逆將死，不敢著席之，頭仰則

咳嗆咽痛，不寐眠躁，痰多黄濃，常帶血，小便微黄而長，視之脈形

經絡有力，因此青年孤陽熾於內，時令燥火薄之，雖欲無病，或可圖治。

真陰未充，腠理且弱，年當弱冠之年，知津液未乾，再投滋補之大

益熾矣。用以白虎湯，今用白薇加金銀花、貝母、石斛、黄芩，大劑投

之，并用北梨搗汁頻飲，潤喉以清其上，借之大黄帖以漸減。

再投葦莖湯合清燥救肺湯，加海蛤、蛤殼、青黛、茅蘆、竹瀝為

方，而喘始息，繼加坎版、鱉甲、犀角、石膏、猪肉湯化痰，應以大滋

其陰而終其陽，謂之令即日陰精所奉其人壽，令之而陰津

白茅 石膏 知母 茯木

蘆白

桑葉 地骨皮 茅根 未

葦莖

葦莖 蘇子 枇杷葉

清燥救肺

桑葉 石膏 人參

杏仁 麥冬 阿膠

胡麻 甘草 枇杷葉

痰咳

久虧。陽氣獨浮。病雖未久。然不據治。從病已錯人誤。則年且希

天壽。所謂綿之不弊也。

陳久患痰嗽。氣逆因感寒。日服理中湯。遂痰中帶血。氣

喘而厥。二便不通。治肝腎脹。察脈甚大。按之弦勁。與葦

莖湯加龍、棟、旋覆、夜粉、海蛤、外以田螺。大蒜。車前草。搗貼

臍下即斷行而平。

許久患痰嗽。主以滋水舒肝法。以陰虧而無鬱也。其業已愈。

所親某亦涉機略書。謂滋陰方不足服。投以溫補之而咳

嗽復作，嗽甚咽痛，於初交夏後之日，六脉虛數，見於少陰之也
而臨春季，手經無不辨，此之陰陽，往論言之源甚，因而僨
事者多矣。

薛氏治案，每以補中益氣湯與地黃丸並用而後其實，就用
前之法也。然柔清陽下陷，而當升舉者，則地黃丸之陰濡滯
膩，非所宜也。設病真陰不足，當用滋填者，則升柴之耗散
不可投也。日相若病紀律，直毛矣，然上下不從，原有擬護屬
本病陰虧，久甚痰嗽，動則氣逆，夜不能眠，頻服涼潛

痰　咳

納食漸減，精化厚味，唯腐蒸發，視脈左弦而微數。右則奧濁蒸燒，水常注，濕土失隄防。肝木過升，肺金少降。良由久投滯膩，濕濁四繞，其益于下焦，反礙乎中運。左弦右弱。升降不調。以黃芪、黃柏、當歸、烏藥、熟地、丹皮、茯苓、楝實、砂仁研細末，糯米粉為丸，早服滋腎水以清肝。以党參、白朮、枳實、菖蒲、半夏、茯苓、橘皮、黃連、蒺藜生曬研末，竹瀝為丸，午服培中土而消痰。暮服威喜丸，通上焦以化濁。三焦分治，久遠效。專用丸劑者，避湯藥之助痰濕耳。

方俱靈妙，可以為法。

今觀之案，其人必陰虛肺燥之體，故用藥如此。

此病乃之虛寒，何以作虛寒治不效？蓋虛寒乃此人之本體，而痰咳乃新受之外邪，不治其標而專補其虛，則邪無出路，以致積補生熱，此舌苔之所以黃膩也，至以清痰化熱而治者是一半

石室久患痰咳，諸醫療之勿瘥，切其脈，曰非偏風也，以北沙參、熟地、百合、麥冬、貝母、紫菀、薑汁蒸枇杷葉、蜜水炒橘皮、蛤殼，一劑知，數劑已。初秋又患脘痛，上及肩背，予以肝氣，轉服破削之藥，鬲中若有物也，以沙參、炒熟地、炙橘紅、桂枝、延胡、枸杞、當歸、茯苓、桑葚、甘菊、蒺藜為方，服之良效，後即受孕矣。

痰咳

卸猿患咳嗽，自覺痰從膈下而起，吐出如涎，醫作胃虛水泛治，漸至咽喉阻塞，飲食礙道，即勉強嚥之，而胸次梗不能下，便溏瘦頰，其人不信虛論，診曰：脈雖不甚有力，右部微

有餘滑苦息賁臟豈居擇（者）證，以葶藶湯，合青蒿加貝母、知母、夜精、竹茹、麥冬、杷葉、柿蒂，進十餘劑而痊。

陰病，羊陰藥誤耳。

張母，久患痰嗽，嗽臥，素不投補藥，後得其脈，曰：此補不足，與大劑熟地黃一飲而瘥。人曰：吾母十又載不服熟地矣，吾何所見而重用歟？按曰：脈細痰鹹，陰虧水泛，非此不為功。後前服之皆病者，都是鄰以為相之防氣。昔人云：勿執一藥而論方，故處方者，貴於用藥之恰當病情，而服食得宜也。

痰嗽用熟地，青蒿、鱉甲、保肺之藥，或陰虧勞嗽，以熟地水泛為痰，湯藥。謂重者輕投之法，當以漏酒。脈細痰鹹，陰虧水泛，投藥有功，不可誤人之濫用藥法。

許久患痰嗽，壬主滋水飲肝法，以陰虧而兼鬱也，業已究念所親某亦涉獵醫書，謂係陰虧，可予進服，投以溫補之品，咳嗽頻作，漸至咽痛，日來六脈皆數，見於水虧，乎不能奉乎其經。世人不辨證之陰陽，但論症之涼熱，因而僨事者多矣。

王寶年踰六旬，久患痰嗽，食減形消，夜不能眠，寢汗舌絳，屢服補劑，病日以增。視之曰：固虛證之當補者，初未分經辨證，而固圖散投，翻與證悖，是以無功。投以熟地、鹿茸、坎板、枸杞、[illegible]金、石英、茯苓、冬蟲夏草，服之後，一劑知，旬日愈。以其六脈弦細而虛，惟尺寸皆鼓，乃陰虧氣不歸納之候，故用斯方。

痰嗽 陰虛

果雖因耆术以助元氣，元氣疾，故係桂附以耗陰也，宜乎愈補而愈劇矣。

嘗云素患脘痛，甚至暈厥，今秋痛發，腹脹，胸悶氣逆，不能眠，據某近復補劑，而喘汗頻脫，常不思穀，切脈左細中兼有弦滑，右降而濁，乃陰虛挾痰，平以沙參、白芍（柔肝）、木瓜、石斛、蛤殼、甘菊、蒺藜、石英、茯苓、柴胡、杏仁、楝實、首烏（滋肝）、牛膝諸

滋陰調肝而不膩，祛飲利痰而不燥，此可稱之秘。

前服百日不效，繼加熟地黃服之全愈。

一婦患近年經前陰閉致，初夏延視之，骨熱甚於未申，足

咯血以火烘，痰嗽苦黄，間有膿血，渴飲多汗，至冬撤去火盆，以生附子、豬肚炖湯服食，其喘息咳嗽甚危，方用人參、白芍湯投之，七帖而年餘之熱如退，繼以養陰而瘥。

母夫人年逾七旬，遭此慘痛，漸生咳嗽，氣逆痰鹹，夜多漩溺，口苦不饑，舌根帶黄而燥，怫鬱也。以沙參（滋陰解鬱，並入知）、甘草、麥冬、熟地、龜板、石斛、貝母、穀芽、小麥、大棗而安，迨夏間吸暑而患腹痛滯下，小便熱澀，其嗽復作，脈仍虛弦，略加疾數，但投六一散、滑石（去暑）、香連丸（黄連、木香，治痢）而愈，因年老畏寒，飲食即停，至秋

痰嗽　足治　暑寒治邪

此因不無外邪，故加五味、牛膝等；前後因其舌苔，並無外邪者，斷而可服。

嗽又作，惟舌白而苦，而畏食。因於前方去沙參，加焦穀、五味、石英、牛膝、熟地、青鉛，服而痊。十月下旬，天氣驟冷，陡患吐瀉、腹痛、肢冷、言嘶。視之脉微微，為寒邪直中，亟予大劑理中加吳萸、[illegible]、杜仲、故紙、石脂、陳粳，而痊。其夫人亦因抑鬱而患崩漏，面黃腹脹，寢食皆廢。用歸脾、海螵蛸、女貞、旱蓮、貝母、柏葉、青蒿、白薇、小麥、茯苓、萸肉、蓮子心，而康。後年夏，其母夫人患溫邪，痰嗽、脘悶、汗多，投石膏、竹茹、知母、花粉、旋覆、貝母、蔞仁、紫菀、甘草，服三十劑而愈。聞者莫不歎異。

喘嗽

毛年踰庚甲，而患喘嗽，醫者以腎氣湯、金匱丸等方，反致小便遺之痛。病者曰以劉許之，以純陰壯水之治，且戒勿吸阿片，並謂服此涼藥。曰：此廣東之野語也。蓋阿片雖具水土之質，而性浸火化，且人吸之則質猶如煙，純乎火之氣燄，直行清道，燥人津液，故吸煙之人必作渴，大吸則津枯液涸，精血源竭，而宗筋失潤，人固見其陽之痿也，不察其所以痿之故，遂指阿片為性澀之物，柳何愚耶！

喘嗽　勞咲

勞咳

令郎患痰嗽者數年，近因悲哀病作，倏甚見其嗽出則味也。投以参术之劑，病益甚。延予診曰：陰虚勞嗽，嗽久而衝氣不納，即喉吐，乃胃寒也。經云勞者温之，亦温養之謂，乃可以温補施之者。方用西洋参、熟地、萸肉、炙草、茯苓、故紙、牡蠣、紫石英、姜蘇、枇葉，精煎服之，果安。

滋陰降氣，加以鎮攝，乃虚嗽良法，非兼外感者所能用。

小青龍湯為善

古方書云：喘本善症，喘而且汗，尤屬可危。陽虛仲景陸患氣喘，望後日劇。何某診其脉無常候，因聞氣口之脉，皆肺經所主，今肺為痰壅，氣不流行，是從雖形，未必即為虛。諦此年甫三旬，平時善飲，病起於暴，昔賦濃痰，縱有足冷面赤、不飢不寐、自汗甚澀，氣亦痰阻，樞機有升無降耳。遂與石膏、黃芩、知母、花粉、旋覆、赭石、蔞仁、通草、海浮、竹瀝、藕汁、梨汁、甘蔗，一劑知，二劑平，乃去二石，加元參、杏仁，服旬日而安。繼其痰嗽全蠲，終用沙參、地黃、麥冬等以保陰善後。

喘嗽

欬逆

葉，患欬逆上氣，頭偏左痛，口渴不饑，便溏如水。視之曰：此肝陰胃汁交虛，時令燥邪外薄，乃育陰息風，清燥濡液以治，且以漸安，服及兩月，大解乃服乾結而瘥。

吳，因壯年時患黴瘡，迭服寒涼之藥，瘡雖愈，陽氣偏虛，寒病起，從投溫補之金液丹、大造丸之類，於以獲安。案頭必者，脈弦而有力，補偏救弊，而設漫無節制，率以為常，剝喪宣溢於上，使泄於下，喘逆難臥，兩足不能屈伸，責其於元寒。

喘欬逆

大造丸　紫河車、龜板、黄柏、杜仲、牛膝、人參、二冬、地黄

金液丹　硫黄、赤石脂

來復丹　玄精石、硫黄、硝石、五靈脂、陳皮、青皮

温而患近以參茸、术、桂湯多劑，勢益劇，且使漸少，而氣保

氣隨汗泄，皆不能收故也。診之，脉弦數，其情甲濟可寒而成

陽。今則熱旨竭陰矣。胃中津液皆灼爍以爲痰，五藏咸失所養。

而見證如上。小便澀絶，小便自然漸少。本大而痰礬，因寒東方之尤也。

章所治暑結厥陰，因來復丹設其邪，從陰出，而見深碧之

色者。彼實此虚，利令天壞，思和緩再來，亦難爲力矣。可以求理段

喘厥

鮑　季春忽然發泠而喘汗，瞑厥。速視之，脉沉弦而更滑帶

數。是亦患痿痰，必誤服溫補所致也。家人猶述其父服胃

氣陽，臟之相表也。今失不能，喘疾矣。且病在肺，肺之氣虛也。疾雖能行，雖屬久病，與少陰水從迴護，雜證不關，何可安從。初服臟之相表者，方中附桂剛猛，直往無前，疾亦不得不而之脾易。其地黃歸厚濁下趨之品，迴護其肺虛飛鼻之性。然暴疾之氣，久而成露，至臟之隧，不阻樞機，經節不伸，夜寐少，痰每出路，愈伏愈多，一經辛散，逆塞於陽隧升降之路。是以虛陰至斯。須知為少陰虛喘，料分書懷，切勿畏其無補。投以地黃、棗、杞、麥、旋、赭、半、橘、蔻、竹茹、蘆根、蛤粉。

喘厥　四氣不和

雪羹之劑而平，繼之用清肺氣，而滌留痰，胃旺愈。

謝妻屬陰虧，情志抑鬱，人因遠行持重而患咳逆，右脇刺痛，寸步難移，杳不知饑，卧難著枕，診之脈象弦細實甚，其賦痰粘，使頻唾少，乃胃氣不和，肝氣不舒，肺之氣不清，胃氣不降。投以沙參、杷葉、貝、旋覆、枳殼、鱉甲、絲瓜絡之屬，青鹽、白前、金鈴、蘇肉，而以熟地湯煎服，數帖而平，繼漸保填而愈。

徐寶泉 周身麻木，四肢癱瘓，口苦而渴，痰涎如冰，氣逆則喘汛，經絡腫脹，頰飲極熱薑湯，似乎通暢，秋收之不愈，於近診脈沉弦而數，因濕熱致大便閉，有背脹，至病者懷之遂以當薑、旋覆、赭石、楝子、蒼斛，知母、杏仁、桑枝、鮮羊、橄欖、蜂蜜為末，蓮子、當歸龍薈丸二十帖，即使起擱，仍以鮮藷，加肉參、生地、沙苑蒺藜，投之愈。

至歸患痰喘，服某近補腎氣納，及二陳三子諸方，證殿於危，診之，脈沉而澀，謂係自汗，寢似安後之症，惟二便不通，

厥 逆 痰喘

脘悶並臟，是痰熱而補藥所遏，一身之氣機窒痹而不行也。與蔞薤、旋、赭、川貝、杏、菀、紫䒟、海蛤、竹瀝等以開降下，後杯即減，再服而安。

吳令堂素痰嗽喘逆，夜間不眠，微熱不饑，口乾畏熱，年踰六旬，多藥勿痊。切脈左手關弦滑而浮，右關尺細，兩尺無神，是陰虧於下，痰熱實於上，微兼寒熱也。欲補嫌滯，偏任可寬，則旋解、浮石、蔞根、冬瓜子、杷葉、杏仁、夜粉為劑，而以熟地泡湯煎服，則滋藥輕投，清上滌下，是一舉而兩全之策也。投之果痊。再服便行，調養漸愈。

衛嗽

董，脘前患嗽，稍後不瘥，漸至寢汗減餐，頭痛口燥，奄奄而臥，昨雖坐起，診脈虛細、帶數，視舌光赤無苔。曰：此頭痛口燥，乃陽升無液使然。豈于涉外感係。是衝之氣上逆之嗽，初非傷風之病也。方：麥冬、石英、龜板、茯苓、冬蟲夏草、牡蠣、穞豆衣、甘草、小麥、紅棗、藕節、帖，嗽減餐加，頭痛不作，加以熟地，服之遂愈。

衛嗽

宣女，多抑鬱，乾嗽，由大鬱，夫人而知之者。主婦年過標梅、陸集乾嗽，至一息之停，目不交睫，服前無功，求診焉。兩脉上溢，左尤細弦，口渴無苔，乃真陰久虧，風陽上僭。衝嗽不已，厥脫堪虞。援牡蠣、龜板、鱉甲、石英、蓯蓉、茯苓、熟地、歸身、牛膝、冬蟲夏草、杞、桃肉之方，前甫處來則厥，至濟之即寐，次日黃昏稍寒瘥，頻灌前方，五劑之後，僅有寢汗而已，四劑以諸恙不作，眠食就安。設以甘潛陽鎮逆之方，進援之日，夏恐不可測矣。須作標陽而再用開泄之品耶？故詳記之，以為醫家第一要義也。

嗽血

范　年踰五十，素患痰嗽，秋燥熱吐血，勢頗可危，日三四至，而血者統攝也，雖向未咳嗽，陰虧陰虛而不可服，無非格陽吐血。附桂更為禁劑。乃以潞參、耆朮、炙草、山藥、扁豆、橘皮、木瓜、酒炒白芍、茯苓，不五帖而安。繼去甘草、木瓜，加熟地黃、黑驢皮膠、紫石英、麥冬、五味子、龍骨、牡蠣、鱉甲膏，服之，全愈，亦不復發。

陳　患嗽，嗽則先吐稀痰，後則黃濃甜濁之痰，繼之以深紅帶紫

嗽血

松石猪肚丸

之血何能安穀別無所苦多方不愈切之脉緩大而右関按之
乃勞倦傷陽而兼濕熱蓄積也今以參生薏苡木瓜茯苓杏仁
荷葉枇杷葉生扁豆川萆薢茯苓為劑吞松石猪肚丸而愈
魏姥以憂勞過甚胃傷以悲哀而為乾嗽吐血頭痛偏左不眠
不食不眠小便渴飲而便亦間日一行久治不效切脉虚弦數
大以甘麥大棗加熟地首烏鱉甲之屬茯神為藥日每
麻仁青鹽共為藥服後脉漸斂血亦止七八劑後諸症稍息自
後使行安穀

嗽

孫某 嗽，痰多，氣逆，不能著枕，脈浮數，滑而疾，皆不致，與北沙參、桂枝、茯苓、貝母、瓜蔞、杏仁、冬瓜仁、絲瓜絡、枇杷葉、[illegible]、海石、蛤殼、竹茹、[illegible]，服即安，數日而痊。

此是熱痰，伏於肺絡，切用前法是也。青肺之氣以不下，若或治以小青龍。

鮑某 嗽，每發於冬，晨作，至夏後更劇，診之，脈滑，苔厚，謂赤痰，濃，與知母、瓜蔞、冬瓜子、杏、貝、茯苓、滑石、厚朴、石斛、象[illegible]。

孫亦某 此氣逆所致，視之，口渴引汗，二便不行，佐以石膏、橘、貝、桂、苓、知母、瓜蔞、杏、蔻、海蛤、竹茹而愈。

嗽

耳挂痛嗜，自以爲寒，數飲燒酒，不但痛加，更兼嘔吐，世俗兩脚筋攣，既不能臥，又不能坐，診曰：舌而滑乎，浮出而大，乎小便不行乎，痰粘且黏乎，病者云：誠如是言，投定寒大重便是。因此何逐腳？當此小寒之候，而痛喘與霍亂，世俗每不硬指爲寒者，誤投薑附，性命休矣！與桂沙參、生薏苡、冬瓜子、絲瓜絡、竹茹、不解，枇杷葉、貝母、知母、瓜蔞根、橄欖、海蜇、蘆汁，又不一劑知，二劑已。

嗜痧乃熱痰伏於肺經也。又以熱爲寒來，故痧時而發。古人後法於未寒時先治痰丸下之，使無時無熱可來，則急。但其法太峻，人多不敢用，今已以輕清通遠之品搜經中之伏痰，斯者利而無弊，兵可補古人所未及。

蘇合香丸

驚

楊某方作事，不知背後有人嚇之，回顧失驚，遂不言不食不寐，不便，別無他苦，按脈沈弦，以石菖蒲、遠志、琥珀、膽星、旋覆、竹黃、杏仁、省頭草、羚羊角為劑，化服蘇合香丸二帖，大解行而啜粥，夜得寐，再服之，隨之益神，調理數日霍然。

江年三十餘，忽兩目昏赤，牙齦腫痛，漸致狂妄，奔走罵人，不避親長，脈大而數，重按虛散，與東洋參、熟地黃、辰砂、磁石、龍齒、菖蒲、棗仁、琥珀、金箔、龍眼肉為劑，投之即安。

驚　狂妄　扶疾

毅安因驚駭，嘗即不知饑餓，眠畢便祕，衆謂神虛，投補數帖，及後時發寒厥，更衆作中風治，醫益甚，旬日後，診其脈絃伏而滑，胸膈痞悶之苦，旬餘不更衣，是驚則氣亂，挾痰迷升。正仲聖所謂諸厥應下者。應下其痰與氣也。以旋、赭、辰、連、菖、蔞、桂、貝、金石、竹瀝、薑汁為方，并以鐵器燒紅淬醋令吸其氣，二劑厥止，旬日而瘳。

牝瘧

秀年三十歲，患牝瘧，可見係同致，所親疑為伏暑，延往診。脈微芤，神倦，肌冷，便溏半月，渴亦不饑，瘧多只甚。稍呷米飲，必揉胸捶背而後下，甚急息賦，而有蒙單之象。乃日以精氣神三者為主，證不可與時行伏暑瘧同年而語也。幸前之治法主運中，專投大寒之參、术、桂、附、炮姜、炒熟地、鹿角、石英、蓯蓉、杞、歸、茯、杜仲、益智、菟絲、山萸、橘皮、霞天麴、胡桃肉、荳、出入為

牝瘧 瘧後浮腫

大劑投辛熱寒於有熱而苦寒之藥遂致作渴其厥
亦自少。繼合漸加，即截桂、附、白朮，加五味解。又服之劑解患
燥大便艱少，乃不更示者四日言矣。寒熱亦難定，數陰陽
而愈。或謂先生嘗譏人溫補之非，何一旦而大用溫補
亦治病之一法，似可廢也。第因揚少年
肉截瘦以寒浮腫，諸葉聞其體未虛，切其脈短細，遂用溫補。
則發呃或不休，氣衝激，脈跳，食不進，勢瀕於危。日服飯細
而有力矣。于是誤服溫補矣。肯服之二方，猶可冀以思用之。揚姜茹

橘皮竹茹湯

橘皮、竹茹、麥冬、茯苓、人參、半夏、甘草、赤苓、杷葉、薑、棗。

白金、小陷胸、橘皮竹茹湯，加柿蒂、旋覆、蘇子、香附、赭石、紫菀、杷葉。各方四劑而愈。

牡瘕

此與前之牡瘕，虛實相反，可對看。

陳患牡瘕，目脹，腹脹，便秘，噯多不饑，口淡，脈滑。主連、樸、橘、貝、棗、莢、旋、菀、杷葉。各方數劑而痊。

瘧

夏趙病瘧，視之曰暑熱之患耳，不可濫守於小柴胡也，與白虎湯（清暑熱）一服而瘧，秋後其復瘧，用白虎加桂枝（清熱兼驅風）以瘥之。

夏戕病濕熱瘧，以白虎加蒼朮湯而安。之夏又患瘧，服柴胡湯之三帖，以汗出身厥妄語遺溺，或謂其體質素虛，勸服獨參湯，幸未進，邀予焉，切其脈洪大滑數，曰陽明暑瘧也，與傷寒之陽合病同符，處竹葉石膏湯（清熱兼益氣）兩劑而瘥。

庚夏黃某暑瘧，投白虎湯加西洋參（清熱之兼益氣，與前方合之意）數帖獲愈。

小柴胡湯
柴胡 黃芩 甘草
參 薑 棗

白虎
石膏 知母 甘草
粳米

竹葉石膏
竹葉 石膏 參冬
半夏 甘草 粳米

瘧

辛秋，歙南人之病瘧，亦主是方而効。張安人年踰七甲，瘧熱甚熾，審視再四，乃寫竹葉石膏湯而安。

正氣
蒼朮　厚朴　陳皮
甘草　霍香　半夏

小柴胡湯
柴胡　黄芩　甘草
參　薑　棗

四獸
六君子加烏梅
草果　薑棗

癸秋患瘧，延月餘，服兩月劑，寒熱不休，且善嘔惡食，渴索飲，踰月之太陰經瘧也，以金不換正氣散之，嘔而寒熱頓除，乃援崇土勝濕丸之旨，以半夏為君，服以堵禦之，遂不發矣。石隨父自南來浙，時患瘧，醫以小柴胡加薑桂投之不效，更用四獸休瘧等法，反致惡寒日甚，穀食不進，煩大重裹，胸腹痞悶，喜以熱熨，精覺逆氣上衝，頻吐痰沫，疲倦不堪，强延視脉洪而滑數，苔色黄膩不渴，便溏溺赤，日是連次所受之暑濕，失於清解，誤以溫補之品，遏而附益之，釀成痰濁，盤踞三焦，氣機為之阻塞，所以喜日熱，愈熱飲之，氣衝互胃之冰若，不推測其所以然之故，而但知開向在切脉之先一聽氣浮喜熱，無不以為真賊，況獲既知病機，善於理，參以脉證（審病要法），并究則為真熱假寒，自然之義揭矣。與大劑苦寒之藥，而以芳藿湯應，漸服漸不畏寒，痰漸少，苔漸退，終用甘涼善後，各樣皆即安痊。

麈

顧，體豐年邁，患瘧於秋，脉弦而弱，有歇止。曰弦者，暑也；歇（或別有外證可憑，專以弦歇止而直斷為暑濕，讀者參之）止者，痰濕阻氣機之流行也。大忌溫補，以助邪氣，須與清解豁痰之法。病雖少減，而未使（邪猶未盡）節[illegible]。曰暑濕無形之氣，而年素多痰，邪易以盤踞，頗似有形之病，清解不克勝任，氣皆受其阻擾，必攻去其痰，使邪無依附，而病自去，切勿以高年而畏峻藥。遂以桃仁承氣湯加雲苓、滑石、芩連、橘紅、貝母，不解，（此方速）續服礞石滾痰丸，續服之劑，下粘痰頗多，瘧即不作，調理而善後而康。（此方可謂峻極，良由識真，故能膽大）

桃仁承氣：桃仁、桂枝、大黃、芒硝、甘草

礞石滾痰丸：青礞石、沉香、大黃、黃芩、朴硝秋，張，患瘧寒少熱多，間日而作，甫兩旬，形即清瘦，日漸脈弦而細，且午後熱熾，疾作於子夜以後，嗜臥，乃是少陰暑瘧也。前醫遍用清理之說，視其以燥藥奉，節之期即已。方用元參、生地、知母、丹皮、地骨皮、天冬、鱉甲、青蒿、石斛、桑葉，一劑，瘧即止。再以滋陰養營而康。按此證世人但知有三陰瘧，籠統治以溫補之法，從未聞分經用藥者。今提出少陰二字，創立清涼之劑，用藥精當，取效敏捷，法似新奇，理自充足，所謂活人治病，全以活法運之也。

瘧

平胃散

蒼朮、厚朴、陳皮、甘草、乾姜、炙

酷熱之際，瘧疾甚行，有儲某患此，陸醫作今歲寒水司天，溼土在泉，中運太陰溼化，是以多瘧，乃投平胃、理中之法，漸至危篤。視之，熱熾神昏，胸高氣逆，苔若薑黃，溺如赭赤，脈伏口渴，不食不便。目今晚病之暑熱，拘司氣而論治，謂之拯死，未以圖活。人幸其識是陰暑，急予救療，然白虎湯服十劑不能愈也，遂以生石膏、知母、銀花、枳貝、黃連、木通、花粉、英荳、香薷、解毒、海蛇、竹葉等相迭用方，服旬日，瘧乃斷。

論症論治，俱極有道。

莊某瘧，大渴而壯熱，飲脘向脈伏，其脈弦，喉曰燥，經內感暑熱

外侵，法當清解。然脈弦而見遲，是陽之虛，陰之氣過盛也。清之寒之，是逆之

助桀。宜以礞石滾痰丸先為開導，服後痰出甚多，脈中見有滑

而數，嘔止，胸舒。黃芩、黃連、石膏、知母、連翹、杏仁、橘半、茯、滑、解、菖

蒲、玉樞丹、藿香而安。

莊。病瘧，因吸受暑熱，清降乃瘧。閱數日，瘧作甚劇，目赤

狂言，汗如雨下，函速王君正在按脈莫測之時，接予脈洪數

無倫，視其舌深黃厚燥，向見其服薑棗湯，予曰：是之理飲之，白

矣。即令取西瓜一枚，解暑妙品，剖開，任病者食之，方以白虎而生石

瘧

胃固一兩矣。痢中霍然，並暑瘧諸藥，皆以白湯化載。藥多
不備載錄，此以待讀者之隅反焉。
閑患瘧，間二日而作，寒少熱多。醫謂老年之瘧，務宜補
澀，玉香不進，數延診之，脈細弱無倫，毫無胃氣，右尺洪數，舌
色光絳，大渴頻飲，曰此是陰暑瘧也。廣服溫補，津液
垂涸，欲以草木生之，事不及矣。世但知治瘧不善者之患，邪
留肝經，則為瘧母；脫及脾經，則為瘧鼓；耗乎胃陰，則為
瘧勞。所謂熱以補而更熾，陰受爍以速亡。陰愈亡，則邪愈

（小柴胡　柴、半、參、甘、芩、薑、棗）

纖仔孫媳姪之刑，診日來殘。

姪大令患瘧，寒微熱甚，日作二次，且甚，與柴胡方二帖，擬進劑，舌絳大渴（暑瘧），小便全無，口津頗潤矣，與西洋參、生地、知母、花粉、石斛、麥冬、麻仁，後與全竹葉、枝子之劑，而瘧止。其隨亦同時患此瘧，亦腸痛，畏寒，不渴，舌白微白，與小柴胡湯二劑而瘧（牡瘧用胡桂相宜）將患瘧，再與小柴胡、平胃散而漸甚，繼以大劑溫補，稍歇轉危，須用桂枝白虎，狂亂之故也。視之曰：暑瘧也，桂枝白虎用桂，起病之時，則折矣。繼之溫散補燥諸藥，助邪燥瘧濡脈數而偏。汗渴不已，雖冒暑邪。如別之亮 此等證以桂枝助熱耗津，而白虎其時邪。因之大劑白虎加花粉、竹葉、西洋參、元參、石斛，服之即安。至十餘帖，瘧雖痊，而舌苔黃，胸悶稍不止，乃甘緩濡潤之十餘劑，始告痊。

曹姓膺新而瘧痢並作，寒少熱多，帶下五色，遂視之，面垢，苔黃乾，嘔渴，腹痛，後重，溺赤，汗出，神疲，脈亦洪數，余乃大劑芩、連、滑石、知母、花粉、銀花、石膏、連翹、竹葉，方後接七日，減之服而起。

周惠瘧多汗，恐其脱，與救逆湯而勞劇。視之曰：溫瘧耳。溫家多汗，何恐也？況口渴溺赤，溫補勿投。與清解，漸安。從弟乃叔病，初服溫補，病進更驚，心知爲伏暑，與清散，劇熱乃漸退。仍延之診，大率甚亂，謂予陰曰：令孫之證也，不能起矣，不能言也。已而果然。

盧仲秋患間瘧，寒少熱多，面目發黃，苔膩，大渴縱飲，溺赤。但不能納穀，且素嗜肥甘，不能節。按其脈滑實而數。承氣加知、芩、半、貝、蔻、連、滑石、石膏、大腹皮，投之，數二十餘劑

瘧

而猶愈，是香薷扶暑濕熱之治也。

吳惠瘧，寒微熱甚，自服不愈。診之脈洪而長，跡大劑白虎湯與之，渠云昨服是方，屢服罔效。余閱之曰：湯雖白虎，而石膏量少，且燥藥不去朮。今湯雖同，而石膏之重用，而去朮加花粉、竹葉，其力不同科矣。服之三劑愈，此可以見服藥不可徒有湯頭之名也。

趙子言患瘧，畏冷不熱，診之脈滑數，苔黃，溲赤，脘悶，善噫，投竹葉石膏湯加減而愈。

高瘧久不瘥，頭清不食，投補藥而煩自汗，診之脉弦滑，心下聚之氣，投小陷胸加竹茹、旋覆，以開痰結，漸能納食，繼以清養病去則已。

運樞機通經，脈是其用藥秘訣，其論用補用清，時不須此之細觀，又參自知。

余觀瘧體弱甚，間日瘧寒少熱多，二便澀滯，脘腹悶極苦膩，不渴，切脈弦滑而上溢，因素之雖陰虧，而痰濕阻痹，既不可以提表，即不升運，亦未宜以涼潤礙其樞機，投以消化氣旋、通草、枇杷葉、葦根、鬱金、蘭葉之方，其之漸進，即去朴鬱，加連、杏、半夏，胸悶漸開，瘧亦減，得暢再去消半

瘧

連、杏仁、沙參、石斛、橘皮、黃芩、淡竹茹而愈。

許、李秋患瘧，清其伏暑而得愈。自投小柴胡一劑，復劇。

王子香，溫膽湯去甘草，加生石膏、黃芩、知母、玄參、青蒿、薇而痊。

李之移居勞頓，瘧後旋作，且面浮跗腫，喘嗽易嗔，人皆

以為大虛之候。切脈左弦而數，右滑大不調，苔黃且膩，口

渴溺多。乃肺胃之痰熱未清，肝膽之風陽上僭。最忌平補。

與之[illegible]痰。用西洋參、知母、玄參、竹茹、蛤殼、石斛、杞葉、青蒿、

秦艽、白薇、銀花、海蛤，為之方。四劑大吐膠痰而愈。

小陷胸
黄連半夏瓜蒌
瀉心湯
陳皮半夏茯苓
甘草只實生姜

韩姬、年近花甲患三瘧投仲聖、朱某主治散、佐以姜棗湯患飲旬月、粒食不進、瘧至大吐、更某以熱補、進勢益甚、又浹旬視之、胸中痞結、氣棘、苔黄帶滑、燥而熱渴、脈弦滑素患帶下亦㵼投小陷胸、合瀉心、加薤白、服後大吐膿痰十餘口、胸痞稍消、即投甘涼、瘧亦漸罷、遂養陰、逾以霍然旋因患痛、瘀向日不作、診脈弦數、舌紅唯以苦不饑、渴寒熱痛、風了延期、發熱更大、乃厥陰暑瘧也、投以大劑、犀、羚、石膏、菊、木通、知、楝、花粉、銀花之屬、數日而愈

暑瘧　姪

案中所載多係瘧暑瘧，切係多係解瘧証，多端之熱，俱有可執一而論，此証亦係瘧也。

閔氏曰：夏患間瘧，而狂手肖戰，背皆熱熾，唇焦，腰疼身隨墜，脈來洪滑且數，苔色黃膩垢厚，與黃芩、知母、竹茹、竹葉、銀花、桑葉、絲瓜絡、石斛、石膏、石菖蒲，一劑而痊。

朱氏患間瘧，年踰七旬，切脈弦滑，脘悶苔黃，日晡甚也。按清熱降痰疏，數帖霍然。

瘧有不經而從少陽作瘧，正以白虎湯爲主劑，豈有專守小柴胡而誤食病者。竹葉石膏湯　小柴胡湯

陳世恬姪，九月，而患瘧，目不能瞑，口渴自汗，使肺氣虛，易進育陰清解法。投劑不應，改用小柴胡一帖，而咽痛舌黑，心煩發痛，乃可疑其胎壞。延診，右脈洪、滑，雖舌黑，而胎固全美也。病由伏暑，育陰猶是滌臟。小柴胡乃正瘧之主方，古人謂爲和劑。須知是傷寒之和劑，在溫暑等證，不特非是，異經而入參半夏等藥，惟不可輕用之藥。雖有黃芩之苦寒，而仲聖於傷寒之證，猶有渴者，去半夏，加栝蔞根之文。古人立方之嚴密，何後人不加體察耶。投以竹葉石膏湯四劑，瘧止，使祇口渴。

瘧　恬姪

不休，與甘涼濡潤法，雖帖忽腹鳴，世俗咸疑涼之所致，日三四更
以涼藥解之，再以白頭翁湯，兩劑而愈。近季冬（秋）痢後發熱，不蒸
亂氣，熏咳且少，家人欲用生脈湯，急止之曰：此爲陰受傷，當予
妄疑痢後而致之，與西洋參、生地、茯苓，不解。女貞、旱蓮、甘草
而火劇，熱自白安，從因觸夢多損，畏氣如疫，腹痛楂炭，又疑
爲濕痢所致，乃用扶脾，與橘葉（扶）、棕炭、澤瀉、木香炭、楂炭、烏藥（佐）
經而後，海蛤、蘇梗不解，而郁矣。其藥，外以蔥頭搗爛，熨之。兩帖腹
中雷鳴，周身汗出，而痛止，曰：此氣行而痛解矣。但脈形細數

濡養八脈

陰津大傷，黃芪黃當，並宜潤補，柔植機宜滯，脈濡數，是

濡養八脈為法，服之久見奇驗

暑邪入腎，必傷腎液，故重用滋陰之品以救之

何素病瘧，間日而作，自服以截之，脈沉細而數，心中悶，口渴目

不能張，兩腰股痛，寒熱雖輕，寒少熱多，心懷不能把握，日

異哉病也，此暑入（年識）至少陰之證，喻氏所謂汗下從之法，皆不可

行者。疏方之，未見效，寒熱不解，未安，地黃湯至，每至，寒熱全

銀夜未至，夜稍至，再服之，錦進數服，不必服劑，二日瘧愈，

漸令漸退，不勞服藥而起。

瘧 間

許氏婦，患間瘧，寒少熱多，不渴，大便溏，嘔吐作，脈浮而弦，投白虎湯，加去桂、柴胡而愈。

黃令堂，年五十五歲，季秋患間瘧，每發加劇，寒之甚微而熱必多，瘧去不能伸，五藏之陰久虧矣，視之，顴赤目垂，鼻冷額汗，鄉作，昔色黃，臟氣根絕，紅口渴，瘧多久不息，粥飲，脈虛弦散，重按少神。此病伏暑挾痰，而陰虛陽越，先與蒼葉、別甲、梔、解、英、貝、蓮實，輔兩劑，而顴紅頰汗皆斂，繼佐參、鹿、龍、麥、杞葉、旋、欲去竹茹，蒼實投之，帖而寒瘧不作，又去龍、棗，加生地、粉，服五日，瘧休愈。

紅樹山莊醫案卷

目錄

三陰瘧疾

紅樹山莊醫案卷

春温

左　春温時邪常燒譫語脉洪经温解肌法

葛根　赤芍　連翹　茯苓　黑山栀

淡竹葉　木通　料豆衣

復診加　细生地　丹衣皮

左　春温病後肺熱未清痰红咳嗽右脇隐痛右寸肺

春温　一

脈息從浮金法

料豆衣　廣青皮　北沙參　炙桑皮　生苡仁

茜草　川貝母　麥冬　枇杷葉

右春溫寒熱咳嗽胸悶

蘇梗　炒厚朴　陳皮　法半夏　桔梗

茯苓　生姜　炒枳殼　苦杏仁

右春溫發燒咽紅

秦艽　葛根　川加皮　菊花　赤芍

陳皮　法半夏　生姜　炒厚朴

左　時邪十日，脈沉而數，熱傷陰津，呆不能言，舌乾苔黑，從救陰清熱法。

大生地　麥冬　金石斛　烏梅　川連

西洋參　人中黃　元參　天花粉　淡竹葉

紫雪散

左　陰虛肺損，兼之風邪，暫以清解法。

料豆衣　冬桑葉　麥冬　茯苓　蟬蛻

春溫　二

橘紅　赤芍　生谷芽　生草　桔梗

左　春寒裡感身痛風温時邪

葛根　桂枝　赤芍　連翹　赤苓

生草　炒蒼朮　葛花　車前子

又　時邪已愈　濕火擾營衛不足

二陳加　炒白芍　炒歸身　炒谷芽　炙柴胡

生苡仁

左　時感十朝　正虛邪陷　營燒防厥

吴文堂　茯苓　生芍　陈皮　生夏

炒苓　炒川朴　煨葛根

右　春溫夾滯

葛根　赤苓　陈皮　炒川朴　炒只壳

炒神曲　菊花　法半夏

右　春溫以後知邪未罷熱邪入裡神昏譫語耳聾

從解肌清熱以杜內陷之變

葛根　細生地　木通　炒苓　連召

春溫　三

炒山梔　通草　瓜蔞皮　生草

復診　據述服兩劑　熱勢已退　欬痰未去

加　料豆衣　炙桑皮　去　葛根

又診　欬已見減　內熱未清

加　淡竹葉　炒川連

去　木通　瓜蔞皮

左　春溫寒熱　身痛嘔吐

葛根　秦艽　陳皮　法半夏　炒六曲

炒只壳　蘇梗　生草

復診加　木通　連召

去　只壳　蘇梗

右　素感寒々燒復痛便泄赤々色牙齦腐爛防々變端

赤芍　連召　赤苓　木通　車前子

炒芩　炒山梔　炒厚朴　生草

右　素濕夹滯下燒下迫時嘔口涎舌白而膩大便不解脈

浮而急從內托閉下以杜變端

春溫　四

葛根　炒川朴　法半夏　陳皮　白叩仁
大腹皮　茯苓　炒建曲　生麦芽　灶心土

冬溫

冬溫傷寒已七朝矣，發熱口渴，轉傳厥陰，慎之

葛根　木通　連召　赤芍　丹皮

炒山梔　茯苓　炙知母　人中黃

淡豆豉　細生地　淡竹葉　石菖蒲

去　葛根

右冬溫六朝，咳嗽咳連不止，內熱口乾，脈右關急數，邪在

肺胃，清內熱之實

冬溫　又

辰青蒿　淡豆豉　黑山梔　橘紅衣　法半夏

川貝母　杏仁　枇杷葉

柿蒂　荷葉蒂

復診加　青蒿子　刀豆

右冬感病後降納逗遛欬嗽痰多小便清膩治擬清之

料豆衣　辰青皮　茯苓　冬桑葉　北杏仁

赤芍　連召　橘紅衣　川貝母

左右素有痞積夹感冬溫之後脾陰受耗形瘦乏力脈細而

數經扶土和陰以杜重癆

米炒黨　茯苓　懷藥　生白芍　炒牛蒡子

干霍斛　野料豆　生苡仁　生穀芽

復診加　木瓜　炒扁豆

冬經　六

風溼

右　風溼自汗　表寒裡熱　燒苔舌乾少澤　胸中不快　脈洪

數溼解肌法

葛根　赤芍　連翹　炒芩　炒山梔

茯苓　生草　桑枝　丹皮　淡竹葉

復診加　陳皮　炒麥芽　去葛根

右　風溼兩感

秦艽　菊花　漂蒼朮　川加皮　川芎

風溼　七

赤苓　陳皮　生草　葛根

右寸肺脉急數，恐邪逼肺，肺失清肅，肺津不得四布，升降失權，喘咳欬痰，痰帶血點，背脊微疼，牽扯肺痛，與內傷背痛失血兩途。前議輕清止欬，欬後補臟，仍守原法出入。

料豆衣　茯苓　蒸百部　炙桑皮　生苡仁

北杏仁　瓜蔞皮　橘絡　玉蘇子

右寸受感風溫，邪留戀不解，燒熱反復，欬嗽見腥，脈急而數，恙經月餘，補散兩難，擬以清輕上焦，以防變端。

料豆衣　辰棗仁　赤芍　炒芩　連召

桑皮　川貝母　苡仁　橘紅衣　茯苓

右

發熱已輕汗多

野料豆　西洋參　茯神　麥冬　生谷芽

生草　金石斛　赤芍　杏仁

浮麥　紅棗

風溫　八

湿

左　肝胃兩虧濕傷經絡肢體疼痛法當培補佐以滲濕

炒白朮　茯苓　炒歸仁　生苡仁　生白芍

菊花　陳皮　柏子仁　甘枸杞　楮椹子

酒炒桑枝

復診加　巴戟天　鹿角霜

左　風濕寒熱身痛

秦艽　葛根　炒川朴　菊花　川芎

湿　九

法半夏　白芷　生草

右　寒熱未已濕滯口渴

柴胡　葛根　炒朴　菊花　川芎

連召　炒芩　淡竹葉　炒建曲　生草

右　利濕消腫

炒蒼术　炒川朴　桂枝　茯苓皮　車前子

砂仁　澤泄　炒只殼　生苡仁　薑皮

右　風濕夾滯面腫腹痛寒熱舌苔厚白溼微汗解法

羌活　炒茅术　炒川朴　菊花　陳皮
炒[illegible]　[illegible]通　赤苓　法半夏
滑石加　葛根　連召
又　羌活　法半夏

又　足腫腿脹，宜利濕消腫，佐以舒筋
源蒼术　炒川朴　陳皮　生苡仁　檉柳
木瓜　赤苓　伸筋草　川牛膝

又　病後脾濕未清，渾身浮腫，囊大，治輔正分消法

濕十

大腹皮　茯苓皮　姜皮　陳皮　车前子
木瓜　川椒目　炒茅朮　真於朮　赤小豆
右　足腫日溼
炒茅朮　生苡仁　赤苓　澤瀉　宣木瓜
陳皮　檳榔　炒川朴　生草
右　風溼兩感寒熱胸悶大便旨未解身痛而麻從和解法
炙紫菀　炒川朴　白蔻仁　栝蔞仁　大麻仁
炒歸身　川加皮　茯苓　嫩桑枝

右　脾濕腸火濕和中清之

炒茅朮　陳皮　大腹皮　姜皮　炒通草

砂仁　冬瓜子　生苡仁　廣木香　炒只殼

炒香附

右　身痛便艱風濕內蒸

源蒼朮　炒川朴　陳皮　秦艽　炒只殼

辰苡仁　杏仁　川加皮　生甘草

復診加　火麻仁　玄明粉

濕　土

右　溼淋足腫

漂蒼朮　炒川柏　茯苓　檳榔　生苡仁

澤瀉　檳榔　豬苓　宣木瓜　生草

右　溼淋氣滯脹痛連腹脈細濇從溼理治

炒歸身　炒小茴　川杜仲　木瓜　肉桂

小青皮　炒香附　淡吳萸　茯苓

右　肝胃不和復加溼鬱內閉化熱嘔吐便閉胸腹作脹從

和中鎮逆佐以分利

代赭石　金沸草、　法半夏　陳皮　茯苓

白卯仁　炒只殼　炒通草　車前子　炒麥芽

灶心土

復診加　油當歸　火麻仁　去　灶心土

右　腹痞且腫，小便不利，脾不健運，濕為患

茯苓皮　生苡米　滑石　砂仁　車前子

廣木香　陳皮　川萆薢　炒卮子　赤小豆

右　患由伏暑秋發，燒不退，右腸瘀滯，氣聚凝結成痞

溫　主

誤服外潰之令已日，元氣大虧，足脛囊大，脉左弦细，右寸関

急數，最恐氣高生喘之變。

炒西黨　炒當歸　姜皮　茯皮　川椒目

生苡仁　料豆衣　木瓜　炒瓜子

復診加　炒山藥　東洋參　廣木香

左濕熱厥陰少腹痛，小便赤，大便已解不暢，乃溼移化熱而發。

炒蒼朮　黑山梔　炒通草　廣木香　陳皮

茯苓　車前子　烏藥

右　水風相搏面腫足浮腹大作脹周身發癢脉浮而急宜疏
滲法

羌活　茯皮　陳皮　薑皮　生苡仁
木瓜　澤瀉　菊花　淡豆豉　葱白
赤小豆

復診　加　法夏　車前子

右　水腫漸消皮膚作癢搔之起。足腫未消脉緩而滑脾濕
遏留肌膚而作癢前主通經活絡法使氣機得流利膚癢
濕　去

來年濕分消後之早服溫陽消腫晚服二妙散以後療

早服方

炒當歸　廣皮　茯苓　製附子　五加皮

炒苡子　薑皮　來復丹

晚服方

炒川柏　炒蒼朮　生苡仁　車前子　蒼耳子

蟬退　威靈仙　白鮮皮　生草

赤小豆　黑芝麻

左 九歲 水腫偏身作喘風濕入於脾胃經絡利之

羌活 茯苓 炒麥芽 淡豆豉

桑白 炒蒼朮 防己 車前子 蔥白

赤小豆

復診加 芫花 木通

左 伏暑夾濕、漾到身腫溢至皮欲出矣以杜牛湯

五皮加 防己 滑石 川加皮 炒川朴

左 風濕水腫腹大光亮從分清法

温 南

西茵陳　茯苓　車前子　芫花　花粉目

生苡仁　澤瀉　冬瓜子

復診加　桑皮　杏仁

陳葫蘆　陳赤小豆

此方服後二便瀉多至三十次腹即全消飲食如神

左脈左弦右滑納食後則作脹大便溏垢小便色赤時作噯

氣不舒舌苔純白此係胃之氣由濕熱積脾胃之氣不和緣

以培土勝濕法

西茵陳　炒蒼朮（芝麻）　茯苓　生苡仁　陳皮

車前子　澤瀉　生麥芽　滑石

湿　達

湿温

右脉左细缓右关急大湿温發入膜原寒熱頭身體疼舌苔灰白邪未透出從葛根三清主之

葛根　製川朴　漂蒼朮　赤苓　陳皮

炒枳殼　秦艽　蔓荆子　生草　梹檳

右　溼温為患散漫三焦舌白心悸懊憹大便欲解小便短赤頭疼發熱與傷寒傳經不同治法惟有解肌滲濕以杜變端

葛根　赤芍　木通　法半夏　滑石

湿温　十六

生草　炒梔　茯苓　煨草果　炒川朴

乾荷葉

右　溼溫化熱，主三焦，心煩發斑，耳聾兼經，九相仿蒼朮白虎加味以杜斑閉

漂蒼朮　炙知母　赤芍　牛蒡　連召

黑山梔　丹皮　鮮石斛　人中黃　炒芩

石膏

右　時邪十相熱走陽明，散漫三焦，耳聾譫語，將發紅斑

脉急數法清熱化斑以救胃陰

鮮石斛　黑知母　黑山梔　連召　元參

細生地　淡竹葉　人中黃　木通　紫雪丹

左　溫病身不寒熱表實非其治也病經七朝耳聾舌燥神昏脉來不數不伏已顯溫邪陷營之逆之象非專以寒熱膩補謀進者視人命如草芥殊屬可恨前何以保陰化斑之治保之迄乎回翔務求兩治方有轉機

大生地　赤芍　連召　炒山梔　丹皮

溫溫　十九

淨銀花　石菖蒲　西洋參　人中黄　青蒿

竹葉　稻露煎藥

右前方育陰清熱法，大便已泄一次，此番堅熱下注，神識昏沉，潮熱仍發，日間舌黄起刺，恙經十四朝，形衰正虚，陰熾為未免。燥從補正之中佐清陰熾。

西洋參　茯神　麥冬　黑料豆　車前子

金釵斛　橘紅絡　西菖蒲　生草　荷葉

右時感已逾半月，前大便泄後熱已下注，恙有轉機，而陰熾未息治宜補正扶陰，仍宜靜養以杜反復。

米炒西洋參　高麗參　麥冬　茯神　炙甘草

北五味　玉竹　金釵斛　丹皮　陳米

又　濕溫生疹斑，背未透，色暗紫，舌黑無津，口渴，唇焦，大便

解溏不暢，從犀角地黃湯出入，以杜胃爛。

細生地　赤芍　連召　犀角　鮮石斛

丹皮　天花粉　炒芩　淨銀花　人中黃

濕溫　紫雪丹　六

右

斑疹色轉鮮紅　舌苔有津　仍以救陰泄熱主治

西洋參　麥冬　金釵斛　赤芍　丹皮

茯苓　炒銀花　生草　澤泄　燈心

右　溼溫發熱

葛根　炒川朴　赤芍　炒芩　連召

黑山梔　滑石　生草　澤瀉

復診寒熱時作加　吴柴胡　法半夏

去　葛根　川朴

右溼溫化熱蒸經多日脈細而弦罟咽嗌從養陰和中法

二陳加　西洋參　麥冬　生谷芽　川玉金

白叩仁

右時感溼邪由表入膜原神昏燒口膩舌苔黃厚從

清利法

細生地　赤芍　連召　黑山梔　淡竹葉

滑石　人中黃　炒川柏

右溼溫蒸燒舌白苔厚胸悶身疼從達原飲

溼溫　先

葛根　漂茅朮　滑石　生草　赤苓

煨葛　連召　赤芍　陳皮

左

塞熱耳聾　暑經兩旬　溼邪流入少陽

二陳加　炒茅朮　煨葛根　滑石兩　連召

炒芩

左

耳聾發燒

二陳加　吳柴胡　炒芩　赤芍　連召

炒只殼

復診加　黑料豆　青蒿

去　法夏　只殼

又診渾身發疹經行外達　加　牛蒡

右　蒸熱有汗疹已透出口渴耳聾正氣不足宜輔正和解法

炙文黨　炙紫菀　細生地　黑料豆　茯苓

炒歸身　木通　生草　黃芩

右　病久體虛

四君加　炒當歸　甘枸杞　炒棗仁　川杜仲

溫服　二十

生麥芽　煨姜　紅棗

復診加　金釵斛　麥冬

去　杏仁　白术

又診加　吳茱炒　白生芍

右

濕邪化熱蒙燒

葛根　炒川朴　漂蒼朮　木通　生草

炒只殼　炒芩　滑石　連翹

復診加　陳皮　去　葛根　只殼

左標左脾虧

二陳加　炒苡仁　炒谷芽　炒扁豆　砂仁

楂炭

左濕溫〻朝壯燒便泄〻子痱

平胃加　車前子　赤苓　川加皮　葛根

六一散

左濕溫未解　舌膩胸泛〻痞悶

炒川朴　赤苓　生草　半夏　滑石

濕溫　廿

連喬　黑山梔　陳皮　瓜蔞仁　木通

右伏暑未退失治遂致留脾陽氣不運作腹脹方

亦兼繞臍作痛或作噯唇口乾燥異作渴溺白短少澁滯

陽理脾佐以化氣法

製附子　胡蘆巴　焦於朮　茯苓　法半夏

廣皮　炒苡仁　炒通草　生谷芽　沉香

生香附子

右女孫伏暑未退、傷於脾、陽不運腹膨脹大、臍繞間作

脈細而緩濕阻陽根虛

製附片 焦白朮 茯苓 木香 小青皮

炮姜 砂仁 淡吳萸 上肉桂 炒冬瓜子

又伏暑夾濕寒熱類瘧兼往往可嘔噁不食脈細而虛

正氣不足之體在膜原與少陽之瘧異擬從輔正和胃

製首烏 炙鱉甲 茯神 炙草 法半夏

陳皮 鮮霍斛 炒當歸 炒谷芽 煨姜 紅棗

復診加 炒白芍 冬瓜子

溼溫 廿七

右　伏暑挾積蒸之熱燥傷心煩嘔噁陽明受病治當解之

細生地　赤芍　連翹　川連　黑山梔

炒芩　青蒿　辰青花　淡竹葉

左　擬述並前服方伏暑之病後營衛兩虧胃氣不和從甘溫

調補法

製首烏　東洋參　茯神　炙草　炒歸身

生白芍　懷山藥　陳皮　炒米芽

煨姜　紅棗

左 伏暑身燒 大便下白 溼熱也 宜防昏沉

細生地 黑山梔 炒芩 赤芍 丹皮

青蒿 連翹 炙知母 人中黃

按溼溫症初起宜苦燥溼化爲熱宜用運脾逐溼涼泄熱邪去熱邪散溼之真即宜用清熱扶陰此之法也前錄溼溫中第五方延至十二朝已現溼熱蘊蓄三焦之象病家誤易他醫方用附子炮薑麥冬首烏燈心天花粉等味龐雜成方服後病已增劇

溼溫 廿三

危在呼吸求爲挽回予不肯經手渠再三哀懇余仍以經治其熱
主治訂以保元甲胃散祇可用陽方保其虛而以脈與藥論宜便
泄毋庸驚恐此乃協熱下注後須診病者之脈日見大得之
次誠若所言未旬病已霍然已能來府道謝矣庸醫多誤人乎
勝院張氏世子孫承世業者其謹識之
癸亥夏懸老人識

寒溼

右　寒溼夾滯

漂蒼朮　炒川朴　法半夏　砂仁　炒建曲

陳皮　焦查　廣木香　生草

右　寒溼停中

二陳加　砂仁　淡吳萸　炒厚朴　炒香附

炮薑　廣木香

復診加　炒谷芽　蘇梗

寒溼　胃

右　溫中祛寒

二陳加　炮姜　炒香附　砂仁　淡吳萸

烏梅

右　寒濕滯於中脘脹脾陽不能運化濕邪中阻法主治

漂蒼术　西茵陳　炒川朴　車前子　澤瀉

茯苓　豬苓　炒建曲　滑石

右　濕滯脘脹肝脾兩病

法半夏　小青皮　炒建曲　炒蘇子　生苡仁

右　寒湿腹痛

车前子　砂仁　新会皮　茯苓

淡苍术　炒通草　炒只壳　猪苓　砂仁

泽泄　陈皮　生草　生苓子

寒湿　丹之

黄疸

右　脉细缓寒热发黄

制附片　淡乾姜　炒茅术　陈皮　砂仁

泽泻　車前子　茯苓　生草

右　湿热发黄

平胃加　西茵陈　泽泻　赤苓　炒山栀

車前子　滑石　生草　酒芩加　炒川柏

炒通草

黄疸　廿六

去　川朴

三诊加　白蔻仁　去神曲

四诊加　大腹皮　炒谷芽

右　此实痞痛症也，使阳之气逆，痰红鼻衄，阻化为热所致。

西茵陈　赤苓　滑石　生草　连召

炒通草　黑料豆　车前子　赤小豆

右　湿滞伤中，腹痞，发黄之症之候。

西茵陈　炒通草　炒谷芽　炒川朴　赤苓

車前子　炒枳殼　漂蒼术　陳皮

復診加　法半夏　炙內金

左腸因滯停濕，累脾胃不和，腹痛延久不復，兩月若矣，

噯腐吞酸，脾胃之濕未清，從扶土和中法

米炒黨參　西茵陳　廣皮　炒通草　炒麻子

法半夏　車前子　生苡仁　茯苓

左濕鬱於中，脾胃之陰受戕，土不生金，咳嗽洒寒背熱，

胸次不舒，脈細而數，從原法佐以和陰養胃，杜入虛怯

黃疸　葉

吳西黨　茯　苓　炒冬瓜子　生苡仁　生穀芽

川貝母　炒麥冬　金石斛　野料豆

右伏暑夾濕發燒，舌白，兩目色黃，黃疸之候。

西茵陳　炒川朴　赤　苓　澤　瀉　車前子

漂蒼术　陳　皮　炒穀芽

復診加　廣木香　炒通草

右證黃漸淡，舌白未退，少腹之氣不化，脉細而弱，治宜補土運化法。

炒冬术　茯苓　炒當歸　胡蘆巴　淡吴萸

炒小茴　枸杞子　炒苡仁　沉香

黄·庭　廿

癘風

左脈浮而緩，鬚眉易落，皮膚作痒，筋骨皆痛，名曰癘風，謂之大麻風也。宜祛風滲濕。

炒蒼朮　炒川柏　秦艽　威靈仙　海桐皮

川加皮　赤苓　川芎　羌活　刺蒺藜

須診加　北胡麻　豨薟草

左　風淫入於經脈，手足麻木作痛，鬚眉毛脱落，形而不仁，此癘風也。宜追踈風利濕。

癘風　其

獨活八分　黑芝麻炒蒼朮一錢　威靈仙一錢　秦艽一錢　炒川柏八分

茯苓一錢　川續斷一錢　蒼耳子三錢　川加皮一錢　蛇蛻三錢

紅樹山莊醫案（下）

便白

大白痢溏滯便白腹痛作脹治宜健法

炒通草　茯苓　丹參　茴草　澤蘭

炒當歸　生苡仁　炒香附　陳皮　炒枳子

便白

三十

四三七

腸紅

右　脾肺氣虛腸紅又復兼之欬嗽神倦脈左細右急
肺與大腸表裏相應宜養陰益氣
南沙參　茯神　麥冬　懷山藥　炙甘草
蒸當歸　炒蒲黃　生苡仁　阿膠
復診加　百合　潼沙苑

右　肝脾不調腸紅又復服歸脾補中不效脈左弦右急
宜補血之中佐以清熱
腸紅　廿

炒歸身　炒地榆　炒蒲黃　茯苓　丹參

丹皮　麥冬　生草　側柏葉　阿膠

左　溼熱下注腸紅延久左足筋脈攣痛血虛溼熱為患宜

養血清熱主治

細生地　炒歸身　丹皮　黑料豆　茯苓

炒地榆　炒槐米　宣木瓜　生草

乾荷葉

左　溼熱下注腸紅久延氣虛脾肺兩患

吴党参　炒生地　炒归身　麦冬　生苡仁

茯苓　炙蒲黄　炙草　煨木瓜　生地榆

右肠红者甚且多，肺阴亏之，欬痰，头昏，脉虚细，从阴治

大生地　麦冬　金钗斛　黑料豆　炒地榆

杏仁　旱莲草　炒当归　南沙参

右肝脾不调，统摄失权，肠红延久，中虚之气不[illegible]，从归脾汤出入

归脾加　炒蒲黄

肠红　炒

單方

鮮黄土　赤小豆

右前二味先將黄土炒過煎水煮赤小豆數升　收水与服餘

多年腸紅皆可服效

單方

乾柿餅　壹斤　元眼肉　八兩

右前共搗熬濃膏每日用滾水沖服四錢療老腸紅其功如

神

痢

右　下痢紅白延久不愈，濕熱未清，仍從清利法

製川朴　赤芍　連召　白頭翁　炒通草

炒苓　炒地榆　炒川連

鮮荷葉

孩　體弱感受暑濕，下痢白凍，從理脾勝濕法

炒通草　茯苓　陳皮　炒扁豆　炒苡仁

廣木香　砂仁　生穀芽　車前子

痢　炒之

復診加　炒於术　炒白芍

昔因勞傷失紅近則溼滯下痢先治其標再治乎本

左　炒川朴　茯苓　赤芍　陳皮　生草

炒六曲　焦查　扁豆衣　炒通草

復診加　炒歸身　生苡仁

左　溼熱下痢裡急後重

炒川朴　滑石　赤芍　廣木香　赤苓

炒只殼　扁豆衣　炒六曲　焦查　炒通草

右　體虛夫之時痢裹急後重紅多白少從和血主治血和則

其便膿自愈以杜禁口

炒歸身　赤芍　茯苓　丹參　丹皮

白扁豆　黑料豆　生草　生谷芽　鮮荷葉

右　和血調氣以治痢疾

炒歸身　赤芍　茯苓　炒扁豆　炒銀花

炒麥芽　廣木香　陳皮　炒通草

復診加　白頭翁　生苡仁　去　麥芽

痢　前

三診加　炒地榆　炒谷芽　六曲

四診加　黑料豆　砂仁　去　谷芽

右

瘧挫夾滯　裏急後重　腸胃兩傷

炒建曲　焦查　炒歸身　赤芍　茯苓

炒芩　滑石　生草　車前子

復診加　白頭翁　蓮石

去　滑石　焦查

孩

體虛夾痢　解下白涷　嘔吐發熱　防噤口

製川朴　茯苓　生草　炒通草　廣木香

砂仁　炒谷芽　炒麥　左金丸

復診加　炒歸身　赤芍

右　溼滯下痢白多

炒川朴　茯苓　炒麥　炒谷芽　砂仁

法半夏　廣皮　生朴　生苡仁

右　溼熱痢紅

製川朴　赤芍　赤苓　連翹　炒苓

痢　[illegible]

廣木香　白頭翁　炒地榆　炒通草　薑汁炒川連

荷葉

孩　先瀉後痢脾傳腎侮胃本質薄弱先從脾治

炒只殼　焦楂肉　茯苓　炒扁豆　炒歸身

生杏仁　廣木香　砂仁　白頭翁

本　濕熱痢紅喉痛腹疼先清上焦

黑料豆　赤芍　青皮　澤瀉　滑石

生草　炒苓　赤苓　茜草

右便紅脫肛須加時劑

黑料豆　炒川朴　炒通草　炒地榆　赤芍

炒苓　生草　茯苓　焦查

右劑紅發燒

炙柴胡　赤芍　炒苓　茯苓　炒通草

白頭翁　車前子　丹皮　生草

須診加　黑料豆　地骨皮

右陰瘧已輕夫夫時劑

劑

費

製首烏　炒(米)黨參　吳柴胡　陳皮　炒川朴
炒苓　生草　炒歸身　炒白芍　煨姜
紅棗

右

病經兩旬，納食停中，腹脹不運，從和中分消法
法半夏　廣皮　茯苓　砂仁　母丁香
炒米芽　淡吳萸　廣木香　生苡仁

右

久病不愈，脾陽受虧
異功加　製附子　益智仁　炒扁豆　石蓮子

罌粟殼　懷山藥

復診加　吳茱萸　吳柴胡　炒升麻

去　益智仁

左　素有紅疹胎痢後泄養陰扶土法

野料豆　茯苓　生苡仁　懷山藥　麥冬

白扁豆　百合　玉竹　北沙參　阿膠

復診去疹復發加

天冬　旱蓮草　炒蒲黃

痢　初見

右 瘧痢病後體質受戕頭疼足冷寒熱不作脈細而弱
治宜固本

製首烏　甘枸杞　懷山藥　炒苡仁　炙柴胡
炙黨參　杜仲炭　茯苓　炙草

右 陰虛腸擾而痔帶血

細生地　炒當歸　炒白芍　茯苓　槐米
炒地榆　麥冬　東洋參　炙草

右 泄痢延及年載完穀不化面色皎白神倦治宜固濇以扶脾

虛陰脫

米炒台黨　[illegible]木瓜　茯神　補骨脂　炒扁豆

罌粟殼　赤石脂　北五味　石蓮子

紅棗　陳米

右痢止腹脹欲嘔氣急納少作脹脾腎病從陽化氣佐

以治欲

制附子　茯苓　炒苡仁　宣木瓜　綠萼花

巴戟天　炮薑　車前子　北杏仁　炒杞子

痢　廿八

上蔡桂

左脉亦関急，脾滞下注，裡急便紅，治擬去滞澀以杜休息。

炒當歸　赤芍　茯苓　生苡仁　車前子

廣木香　炒地榆　炒通草　生草　鮮荷葉

左

痢經日久，腹痛，解下白凍，作噯，温澀補法。

製附子　炒冬朮　炮薑　茯苓　破故紙

陳皮　淡吳萸　肉豆蔻　土炒甘草

右

二便急脹，溺下白凍，少腹作痛，脉虚而細，調中益氣為治。

炙文党　炙北芪　炙升麻　炙柴胡　煨木香

茯苓　生草

右　大腸傳送失度，後圻解之不暢，肛門作脹，恙經延久，致痢疾也

異功加　炒當歸　淡從蓉　冬瓜子　柏子仁

痢　卅九

休息痢

左脉虚而细休息痢久反復不已脾胃受病肢倦氣餒泛

甘温固攝法

製首烏　土炒當歸身　東洋參　茯苓　炒白术

醋炒罌粟殼　炒通草　丹參　炒瓜子　土炒甘草

左休息痢久腹痛後重泛噁今擬疏散主治

四君加　赤石脂　禹餘粮　炒當歸　炙升麻

休息痢　粳米　子

右脈虚而細，休息劑久，脾胃受傷，以甘溫固攝法

大熟地　炙淡苁　炒歸身　炒白术　丹參

炙草　甘枸杞　酸棗仁　茯苓　炒冬瓜子

如劑紅加　炒地榆

如劑白加　煨木香

如夜溏加　炒扁豆　懷山藥

丸方

大熟地　炙黨參　廣木香　懷山藥　炒白术

炒當歸　炒棗仁　潼沙苑　丹皮　茯苓

用紅棗試服肉煎水泛丸

右休息痢久延經十年脾腎受虧納谷脹悶腹痛有時攻起

經事不動從甘溫補脾法

製首烏　炒於朮　破故紙　東洋參　茯苓

甘枸杞　菟絲子　炒冬瓜子

四神丸

復診加　炙升麻　炙黃芪　炒懷山藥

休息痢　同上

又診加　土炒當歸

再診加　罌粟殼去筋

暑熱

左 暑熱伏入心胞痰火不息

细生地 連翘 赤芍 淡竹葉 石菖蒲

川貝母 橘红 鲜石斛 黑山栀

牛黄清心丸

復診胸中煩燥加

栝蒌仁 川鬱金

又診痰火稍平熱未盡退

暑熱 同上

细生地　淡竹叶　川贝母　橘红衣　金钗斛

麦冬　炒芩　黑料豆　茯苓

右暑风蕴热发烧喉痛

前胡　桂枝　葛根　生草　元参

黑料豆　丹皮　茯苓　桑叶

右脉细伤暑汗多神倦头疼口渴宜清暑益气汤主治

吴文党　生北芪　炒当归　茯苓　陈皮

麦冬　葛根　炒川柏　菊花　生草

右

體虚冒暑發熱頭疼

二陳加　炒米黨參　葛根　赤苓　黑料豆

菊花

右

清解暑邪

二陳加　炙桑皮　菊花　前胡　赤苓

炒神曲　秦艽

復診祛疼欬嗽未全愈加

玉蘇子　蔓荆子　杏仁

暑熱　四乙

右脾胃虛弱夹感暑風嗜臥神倦不思納谷宜清暑益氣湯主之

炙黨參　生北芪　麥冬　茯神　橘紅衣

木瓜　炒扁豆　桑葉　菊花

復診加　懷山藥　生苡仁　去　菊花

右脾虛夹標

料豆衣　茯苓　橘紅衣　川加皮　姜皮

生苡仁　生草　桑葉　杏仁

復診加　連召　澤泄

霍亂

右　霍亂轉筋

藿香　炒川朴　煨草果　法夏　茯苓

生草　滑石　陳皮　炒竹茹　宣木瓜

右　霍亂轉筋六脉皆伏肢冷汗冷呃逆不止乃寒濕據於中

姑用溫通法

丁香　柿蒂　煨草果　陳皮　茯苓

宣木瓜　杏仁　生草　灶心土

霍亂　又

復診加　白蔻仁　生谷芽

三診加　淡吳萸　川連

童　手冷由熱口渴足筋攣痛目定神昏汗多此暑邪由伏氣入薷飲主之

香薷　竹茹　茯苓　宣木瓜　小青皮

法夏　焦查　勾籐

童　便泄溲手冷汗出暑邪未透煩懊憹時眩頭冷

黑料豆　扁豆衣　宣木瓜　黑山梔　茯苓

車前子　生草　赤苓　香薷　荷葉

復診加　西洋參　乾藿斛

三診加　朱炒麥冬　炒麥芽

去山梔　鮮荷葉

左　霍亂轉筋脈細絲身冷如鐵急用黃連附子瀉心湯

黃連　製附子　朱炒黨參　陳皮　茯苓

木瓜　生谷芽　草果　法夏

右　暑風霍亂脈細目陷腹痛便泄從清暑法

霍亂

[illegible]

二陳加　蒼朮　炒當歸　烏藥　白蔻仁

製川朴

復診加　大腹皮　炒麥芽

右霍亂之後餘邪未清口渴發熱腹痛便泄從解暑分利法

煨葛根　米炒黨參　炒川朴　茯苓　炒扁豆

炒麥芽　陳皮　生草　煨草果

發痧

右 風寒觸邪 背痧

蘇梗　藿香　陳皮　法夏　炒朴

炒只殼　砂仁　川加皮　赤苓

背痧

四分

類瘧

右 暑邪未達寒熱如瘧胸悶不舒宜和解寬中法

炙柴胡 炒川朴 陳皮 赤苓 生草

赤芍 檉柳 澤瀉

煨薑 紅棗

復診加 清半夏 炒芩

右 暑邪秋發寒熱如瘧

炙柴胡 赤芍 連召 炒芩 炙別甲

類瘧 又

法半夏　陳皮　菊花　炒川朴　生草

煨姜　紅棗

右　類瘧腹脹便溏脈細而弦由風濕襲入膜原與正瘧異軌

炙柴胡　炒川朴　陳皮　炒當歸　茯苓

廣木香　生甘草　漂蒼术　赤芍

煨姜　紅棗

右　辛勞奔走之餘復失常度暑邪挾濕襲入膜原寒熱類瘧胸

脘作痞欬嗆溲解脈濡

葛根　赤芍　杏仁　炒川朴　生草
陳皮　藿梗　法半夏　炒枳殼
右　數瘧日作，數次頭疼腹脹，太陰脾濕未清
漂蒼术　茯苓　生草　赤芍　滑石
小青皮　法夏　澤瀉　炒芍芩
右　類瘧已止，胃終不和，從和中滲濕法
二陳加　生谷芽　生苡仁　扁豆衣　澤泄
赤芍

類瘧　四八

左　顴瘧復發由体虛餘邪未清　擬以小柴胡湯補正祛邪以

杜延纏

柴胡　炒(米)西黨　炒苓　法夏　生草

茯苓　赤芍　當歸　煨姜　紅棗

復診加　丹皮　生苡仁　去　柴胡

左　溼溫寒挾顴瘧胸悶不食嘔吐大便未解小便短赤舌苔膩

厚　從解肌滲濕以杜内痺之變

葛根　赤苓　連召　炒川朴　煨草果

赤苓　滑石　炒枳殼　法夏　陳皮
炒竹茹

右　久燒類瘧大便未解陰津受傷
東洋參　青蒿　製首烏　炙知母　生白芍
茯神　炒枳殼　天花粉　炙鱉甲　地骨皮
煨薑　紅棗

數庵　四九

時邪復病

右　擾述不慎口腹單燒復發肢戰咽噁手關緊急而爪震動防昏厥

大生地　赤芍　炒芩　炙知母　青蒿

炒山梔　炙天麻　勾藤　茯苓

右　寒邪不慎又復發燒

炙柴胡　黑料豆　生草　赤芍　連翹

炒只殼　茯苓　陳皮　炒谷芽

時邪復病　五帖

正瘧

左　瘧已分明間日而作

吴柴胡　炒川朴　茯苓　生草　赤芍

炒芩　炒青皮　炒只殼

須診加　青蒿　川貝母

左　瘧已分明汗少胸悶稍舒未適

吴柴胡　炒川朴　陳皮　赤芩　法半夏

炒芩　炒青皮　滑石　生草　煨姜

正瘧　又　紅棗

右　龐郭復感風滯所致

炙柴胡　炒川朴　陳皮　焦查　炒芩

赤芍　生草　連翹　炒乙金

復診加　法夏　川貝母

去　焦查　柴胡

右　龐又復寒冷少熱多脾虛夾溼

米炒党參　炙柴胡　炒芩　赤芍　陳皮

炒六曲　炒只殼　炒谷芽　生草　煨薑　紅棗

復診　瘧止　培補坤土加
焦於朮　炒苡仁　茯苓

左　恙後體虛瘧經旬復
炙文黨　炙柴胡　陳皮　法夏　茯苓
炒當歸　炙草　川朴　炒枳殼

左　瘧以發熱頭疼汗加多
米炒黨參　炙柴胡　茯苓　炒歸身　左牡蠣
炙甘草　陳皮　炒白芍　懷山藥

正瘧　五七

三陰瘧疾

右 養血截瘧

炒歸身錢半　桂枝八分　法夏錢　廣皮錢　炒常山錢

煨姜錢　紅棗五枚

三陰瘧久服此方愈吾經屢試神效無匹

右 陰瘧延久氣血受虧

吴黨參　炒歸身　烏梅　桂枝　威靈仙

法半夏　陳皮　茯苓朱拌　煨姜　紅棗

三陰瘧疾　又三

左　三陰瘧久發邪已深

二陳加　炙柴胡　桂枝　赤芍　炒歸身

炒芩　煨姜　紅棗

左　陰瘧已輕

二陳加　米炒黨參　桂枝　炒歸身　生白芍

烏梅

復診加　川杜仲　鹿角霜

女　久瘧脾胃受傷從何人飲治之

東洋參　製首烏　炒歸身　烏梅　蒸於术
炒白芍　茯苓　生谷芽　炙草
煨姜　紅棗
右久瘧反復，發無定期，陰陽皆亂皆虧，脈細而虛，從甘溫
培補法
製首烏　茯神　懷山藥　東洋參　炒歸身
甘枸杞　五味子　川杜仲　炙草
復診加　醋炒柴胡　烏梅
三陰瘧疾　又可

右　瘧疾延久

二陳加　炒歸身　赤芍　米炒黨　桂枝

烏梅

復診加　醋炒鱉甲　炒常山

三診加　甘枸杞　炒白朮

右　溫中理脾以治陰瘧

製首烏　米炒黨參　甘枸杞　烏梅　炒歸身

醋炒別甲　法半夏　茯苓　廣皮　生草

左 火虛火泄脾陽受傷

六君加 烏梅 桂枝 炒荷花

左 三陰虛久

炙西黨 炙柴胡 炒歸身 法半夏 陳皮

茯苓 生草 烏梅 赤芍

左 三陰虛久氣血皆虧

製首烏 西黨參 焦於朮 炙草 甘枸杞

製附片 炙北芪 炒歸身 鹿角霜 法半夏

三陰虛疾 [illegible]

炙别甲

復診加　生白芍　潼沙苑　煨姜　红枣

去　附片

右　三陰瘧久脾胃皆虧

米炒西黨　炒當歸　法半夏　甘枸杞　陳皮

炙草　製附片　烏梅　砂仁

復診加　茯苓　炒白芍

右　三陰瘧久氣血兩虧

製首烏　米炒西黨　炒當歸　甘枸杞　法半夏
陳皮　炙草　茯苓　鹿角膠
煨姜　紅棗

左　三陰瘧久氣血兩虧從甘溫培補法
製首烏　東洋參　炒當歸　甘枸杞　炙草
法半夏　陳皮　炙北芪　柏子仁　元眼肉

右　三陰瘧久兼腹痞作痛經停不行肝脾氣血不和
炒當歸　茯苓　法半夏　炒常山　桂枝
三陰瘧疾　[illegible]

赤芍　炒通草　砂仁

煨姜　紅棗

右

三陰瘧止休丟復

製首烏　炙文党　甘枸杞　炙草　陳皮

法半夏　炒當歸　炙桂枝　鹿角膠

煨姜　紅棗

丸方

照方加　茯苓　烏梅　虎骨膠　姜棗湯水泛丸

左 陰瘧已止，從脾胃主治

製首烏　朱炒西黨　炒歸身　陳皮　甘枸杞

川杜仲　生苡仁　茯苓　生草

左 三陰瘧止，從培補法

製首烏　朱炒西黨　焦於術　生草　炒當歸

炙北芪　懷山藥　廣棗肉

復診加　甘枸杞　橘紅衣

三陰瘧疾　五七